Aparna Rai
Saloni Jain

Adesão em odontologia

Aparna Rai
Saloni Jain

Adesão em odontologia

ScienciaScripts

Imprint

Any brand names and product names mentioned in this book are subject to trademark, brand or patent protection and are trademarks or registered trademarks of their respective holders. The use of brand names, product names, common names, trade names, product descriptions etc. even without a particular marking in this work is in no way to be construed to mean that such names may be regarded as unrestricted in respect of trademark and brand protection legislation and could thus be used by anyone.

Cover image: www.ingimage.com

This book is a translation from the original published under ISBN 978-620-7-80793-2.

Publisher:
Sciencia Scripts
is a trademark of
Dodo Books Indian Ocean Ltd. and OmniScriptum S.R.L publishing group

120 High Road, East Finchley, London, N2 9ED, United Kingdom
Str. Armeneasca 28/1, office 1, Chisinau MD-2012, Republic of Moldova, Europe
Printed at: see last page
ISBN: 978-620-7-87285-5

Bem-vindo a "Adesão em medicina dentária". Este livro serve como um guia completo para a medicina dentária adesiva, que revolucionou a prática da restauração dentária nos últimos anos. Descreve todas as "gerações" e tipos de produtos adesivos que foram introduzidos durante os últimos 30 anos. Desde a introdução do condicionamento ácido na prática clínica, foram desenvolvidos vários agentes de ligação à dentina para melhorar a qualidade dos adesivos e das restaurações de compósitos.

O "Adhesion in dentistry" pretende ser a referência definitiva no domínio da adesão. São fornecidas informações essenciais para todos os interessados no fenómeno da adesão. A adesão é um fenómeno de interesse em diversas disciplinas científicas e de importância numa vasta gama de tecnologias.

Por conseguinte, inclui os factores que afectam a adesão, a química da adesão, os parâmetros que afectam o desempenho clínico dos adesivos, o sistema de ligação do esmalte, o sistema de ligação da dentina, a aplicação híbrida e clínica dos adesivos dentários, os materiais selantes, o teste das propriedades dos adesivos, a conceção das juntas, a durabilidade, o fabrico, o controlo de qualidade, as aplicações e as áreas emergentes.

Este livro destina-se a ser uma referência para pessoas que necessitem de uma descrição rápida, mas autorizada, de tópicos no domínio da adesão e da utilização prática de colas e vedantes. Ao longo deste livro, tentámos fornecer os conceitos, técnicas, instrumentos e materiais mais actuais, com o objetivo de demonstrar o caminho percorrido. O nosso objetivo final é ensinar assertivamente a futura geração de estudantes de pós-graduação e também formar os nossos colegas para incorporarem estas técnicas e conceitos na prática diária.

Esperamos que "Adhesion in Dentistry" sirva como um recurso valioso para clínicos, investigadores e educadores, fornecendo-lhes uma referência abrangente que navegue no cenário desafiante da adesão em medicina dentária. Ao aprender com as experiências de outros, podemos ganhar a confiança e os conhecimentos necessários para ultrapassar obstáculos e proporcionar tratamentos cirúrgicos bem sucedidos aos nossos doentes. Também expressamos a nossa gratidão aos leitores pela sua dedicação à aprendizagem e pelo seu empenho em prestar os melhores cuidados possíveis aos seus pacientes.

RECONHECIMENTO

Há contributos e inspirações em todos os livros e este não é diferente. Devo muito aos meus instrutores, **Dr. Rohit Sharma** e **Dr. Vineeta Nikhil,** pelos seus conhecimentos e experiência inestimáveis. A minha sincera gratidão é extensiva à minha família, em particular ao meu pai, **Dr. Arun Kumar Rai, à minha** mãe, **Sra. Sudha Rai,** ao meu irmão, **Dr. Apurva Rai**, e à minha cunhada, **Dra. Ankita Rai**. Este projeto não teria sido possível sem o seu encorajamento e apoio. Um agradecimento especial ao meu marido, **Dr. Marut Nandan Rai,** por me encorajar constantemente, por me apoiar incondicionalmente e por ser o meu pilar de força. Gostaria também de agradecer à minha colega especial e companheira de quarto, **a Dra. Saloni Jain,** por me ter suportado e ter estado sempre ao meu lado.

Dr. Aparna Rai

MDS (Dentisteria conservadora e endodontia)

Índice

INTRODUÇÃO

Nos últimos trinta anos, os médicos têm assistido a uma mudança consistente e algo rápida nos materiais adesivos. Os primeiros compósitos de resina de restauração disponíveis no mercado foram introduzidos em meados da década de 1960 e a aplicação clínica de procedimentos de condicionamento ácido começou no início da década de 1970. Desde então, continuaram os esforços para criar compósitos de restauração mais sofisticados e variados, bem como para produzir agentes de ligação que sejam consistentemente melhores. Tem sido bastante simples obter uma adesão eficaz ao esmalte, e tem demonstrado consistentemente ser um método clínico fiável e duradouro para aplicações de rotina no adesivo atual para uma densidade de restauração. Apesar de a adesão à dentina ser menos fiável do que a adesão ao esmalte, os adesivos modernos proporcionam uma melhor eficácia clínica e melhores resultados laboratoriais, quase igualando o desempenho da adesão ao esmalte.[1]

Os agentes de ligação à dentina que eram inicialmente sistemas de um passo evoluíram para sistemas de vários passos com métodos de aplicação complexos, demorados e sensíveis à técnica. O método de condicionamento seletivo do esmalte deu lugar à ideia de condicionamento total no início da década de 1990. Desde então, a dentina e o esmalte têm sido tratados em conjunto com condicionadores universais de esmalte-dentina. A maior parte dos esforços actuais de investigação e desenvolvimento têm-se centrado na simplificação do processo de colagem em várias etapas e na redução da sua vulnerabilidade a erros de manuseamento clínico incorreto ou inadequado, agora que as colas total-etch actuais atingiram uma eficácia de colagem clinicamente aceitável.

Atualmente, a maioria dos profissionais em todo o mundo está familiarizada com a ideia e a prática da medicina dentária estética. É prática comum utilizar a adesão para fixar materiais de restauração à superfície da estrutura dentária. Os procedimentos de adesão têm sido tão bons que os pinos de retenção raramente, ou nunca, são utilizados no tratamento dentário. Atualmente, é possível ligar praticamente qualquer tipo de material à superfície do dente, concretizando um sonho antigo.[2]

Muitos cientistas contribuíram para esta mudança significativa na forma como a medicina dentária é atualmente conduzida. No entanto, três pessoas destacaram-se pelas suas enormes contribuições. Michael Buonocore foi o primeiro a demonstrar a ideia de aderir resina acrílica a uma superfície de esmalte. Rafael Bowen vem em segundo lugar pela criação da resina composta, uma substância utilizada na restauração estética.

Nubuo Nakabayashi é o terceiro investigador que contribuiu para o domínio da dentisteria restauradora estética. O seu trabalho produziu os métodos de aderência dos compósitos de resina à superfície da dentina.

Todas as restaurações, metálicas e não metálicas, devem ser capazes de formar uma ligação forte e duradoura com o material constituinte do dente. A resistência desta ligação deve ser suficientemente forte para suportar as pressões provocadas pela contração da polimerização do material à base de resina, e devem ser tomadas precauções para evitar que a reparação seja posta em causa por estas tensões.[3]

Em 1955, Buonocore injectou ácido fosfórico nos dentes numa tentativa de "tornar a superfície do dente mais recetiva à adesão", depois de ver como a substância era utilizada na indústria para melhorar a adesão de tintas e revestimentos de resina a superfícies metálicas. A investigação inovadora de Buonocore resultou em modificações significativas nas práticas da medicina dentária. Atualmente, vivemos na era da medicina dentária adesiva. Na maioria dos casos, as técnicas adesivas de conservação dos dentes tomaram o lugar das técnicas mecânicas convencionais para manter os materiais de restauração no sítio. [4]

A união incorrecta entre o material de restauração e a superfície dentária é um problema significativo na dentisteria de restauração. Ao longo do tempo, as invenções levaram à criação de uma série de modalidades e procedimentos que ajudam na adesão e, consequentemente, reduzem os espaços entre as restaurações dentárias.[5]

A ocorrência de doenças cariosas e a necessidade de tratamento protético diminuíram drasticamente no período moderno, como resultado de melhores práticas de higiene oral. Este facto desafiou gradualmente as ideias tradicionais da profissão e elevou a medicina dentária restauradora a um papel central, dando um impulso crescente aos procedimentos adesivos mais conservadores.

A medicina dentária restauradora adesiva tem demonstrado a sua enorme promessa clínica nos últimos 20 anos, primeiro na parte anterior e mais recentemente na parte posterior da boca. Três factores principais impulsionaram esta evolução:

1) a procura contínua de técnicas de restauro específicas e menos intrusivas;

2) o desejo crescente dos pacientes por uma estética que pareça natural; e

3) o importante debate em torno da utilização de amálgamas dentárias.

O campo da medicina dentária estética cresceu substancialmente devido aos tratamentos adesivos. Os dentes podem agora ser corrigidos em termos de forma, localização, tamanho e cor graças aos materiais de restauração. Os fragmentos de dentes partidos podem ser utilizados para reparar dentes partidos, preservando a sua estética original.[5]

Ainda existem muitas incertezas e dificuldades, apesar dos grandes avanços na prevenção da perda prematura ou fracasso dos materiais de restauração devido à rutura na interface dente-restauração. A ênfase atual no desenvolvimento de materiais adesivos é aumentar o tempo de vida clínico dos materiais de restauração através de uma melhor compreensão dos elementos que têm impacto na adesão no ambiente oral.

HISTÓRIA

Pioneiros da colagem de esmalte e dentina:

No início da década de 1950, foram realizadas pesquisas sobre agentes de ligação com o objetivo de fixar as resinas à estrutura dentária. Em 1949, o químico suíço Hagger, que trabalhava para a Amalgamated Dental Company em Zurique e Londres, fez o primeiro esforço para criar um sistema adesivo para ligar as resinas acrílicas à estrutura dentária. Para utilização em dentisteria de restauração, um produto comercial chamado Sevriton cavity seal foi mais tarde oferecido com Sevriton, uma resina quimicamente curada. Foi feito um pedido de patente na Suíça em 21 de julho de 1949, que foi concedido em 15 de novembro de 1951. A patente expirou em 21 de julho de 1964.[5]

Uma vez que a invenção de Hagger foi a primeira a tornar comercialmente viável a ligação química à estrutura dentária, foi inovadora na altura e, na sua maioria, não é reconhecida na literatura moderna. O sistema, que se baseava no dimetacrilato de ácido fosfórico de glicerol, era extremamente complexo para a época e podia ser polimerizado cataliticamente a 200 graus Celsius em cinco a trinta minutos por ácido sulfínico.

Kramer e Mc Lean foram dos primeiros a fixar a dentina utilizando dimetacrilato de ácido fosfórico de glicerol (GPDM) em 1952. Os primeiros relatórios descrevem a primeira descrição do que viria a ser designado por "camada híbrida" e mostram interesse na utilização destas moléculas para ligar materiais de restauração aos tecidos dentários.

O campo da odontologia preventiva e restauradora adesiva começou em 1955, quando Buonocore postulou que o esmalte pode ser alterado pela aplicação de ácidos para "torná-lo mais recetivo à adesão". A sua teoria foi apoiada pela aplicação industrial generalizada de ácido fosfórico para aumentar a aderência da tinta e do revestimento acrílico às superfícies metálicas.

Para conseguir uma descalcificação ácida básica, Buonocore efectuou testes em 1955 em superfícies de esmalte utilizando um tratamento de 30 segundos com ácido fosfórico a 85%. Michael Buonocore iniciou o campo de investigação da adesão à dentina em 1956. Graças à invenção de Buonocore, a dentina e a resina de restauração estão agora separadas por um agente de ligação. Embora inicialmente fraco, este facto acabou por dar origem a sistemas de adesão mais potentes baseados no conceito original de Buonocore. Em 1956, Wileman W. Brudevald e Michel Buonocore relataram a descoberta de uma composição de resina que podia formar uma ligação com superfícies de dentina humana.

A primeira investigação sobre sistemas de resina de bis-fenol glicidil metacrilato foi efectuada em 1957 por R.L. Bowen. Durante o workshop inaugural sobre materiais dentários de restauração adesivos em 1962, R.L. Bowen demonstrou que os químicos activos de superfície que eram atraídos para a superfície do pó de hidroxiapatite tinham grupos que podiam formar um anel quelato de cinco membros com o cálcio.[5]

Em 1965, Gwinnett e Buonocore descreveram uma nova estrutura para o esmalte in vitro, resultante da penetração de monómeros de resina na dentina desmineralizada. Simultaneamente, R. L. Bowen promoveu a ideia de que o co-monómero ativo de superfície e o pré-tratamento poderiam melhorar a ligação à dentina.

A relação física entre as resinas de restauração acrílicas e as superfícies de esmalte condicionadas foi clarificada em 1968 pela investigação pioneira de Bunocore, Matsui e Gwinnett, que abriu caminho para a "aceitação das técnicas de condicionamento ácido" como um componente essencial dos procedimentos de restauração que envolvem resinas de restauração compostas.

Eick e colaboradores descreveram inicialmente a natureza da smear layer em 1970. Uma resina de polimetano foi criada em 1971 por Lee e colaboradores para ser utilizada como adesivo em restaurações de compósito.

Em "Adhesive bonding of various materials to hard tooth tissues VII", publicado em 1974, R.L. Bowen observou que os sais metálicos funcionam como mordente de um agente de acoplamento.

A primeira aplicação bem sucedida de ácido fosfórico para remover a camada de smear layer, condicionar a dentina e substituir por resina composta adesiva foi relatada por Fusayama e colaboradores em 1979.

O éster de ácido metacriloxietilfosfórico, que parece ser a base do sistema de ligação Clearfil, foi criado em 1979 por Yamauchi, Nakabayashi e Masuhara.

Nakabayashi e Masuhara criaram, em 1980, agentes de ligação acrílicos que incluíam tributil boro, um iniciador de polimerização que supostamente faz com que o metacrilato de metilo se fixe no colagénio da dentina. Mais tarde, em 1981, Brannstrom revelou que o selamento da dentina condicionada era necessário para o sucesso clínico, de modo a evitar doenças associadas ao aumento da permeabilidade dos túbulos dentinários e da sensibilidade.

A noção de primários - que reagem com a superfície do tecido e competem com a água e a deslocam para criar uma ligação permanente - foi mais tarde demonstrada por Causton em 1982. Foi mais tarde que Bowen, Cobb e Rapson criaram o sistema adesivo multicamada. Nakabayashi revelou pela primeira vez a existência de uma camada híbrida de dentina reforçada com resina em 1982.

Em 1982, Den Mat distinguiu a colagem da dentina e do esmalte. O sistema tenure estava a ser utilizado em 1987. A quarta geração de agentes de ligação à dentina foi criada em 1990. A técnica Kanca, também conhecida como técnica All-etch, foi introduzida mais tarde, em 1991.

O agente de ligação de quinta geração foi criado em 1995. Em 2000, foi introduzido um novo sistema de classificação de adesivos baseado na quantidade de fases de trabalho distintas e tratamentos de camada de esfregaço.

ADESÃO

Adheerere, um verbo latino que significa "aderir a", é a origem da palavra adesão. A adesão é definida como "o estado em que duas superfícies são mantidas juntas por forças interfaciais que podem consistir em forças de valência ou forças de interação ou ambas" pela American Society for Testing and Materials (ASTM, especificação n.º 907). A ligação de uma substância a outra quando estas entram em contacto próximo é designada por adesão. Consequentemente, pode ser descrita como uma força que, quando dois materiais diferentes entram em contacto próximo um com o outro, os mantém juntos.[6]

A atração das moléculas pelas superfícies é conhecida como adesão. O conteúdo de força de cada local de contacto determina a força de ligação. Os sólidos têm frequentemente superfícies rugosas ao nível atómico, o que significa que só ocasionalmente entram em contacto uns com os outros. Uma camada "adesiva" deve ser colocada entre dois materiais para melhorar a sua interação. Um composto conhecido como adesivo, que é frequentemente um fluido viscoso, liga dois substratos e solidifica para transferir carga de uma superfície para outra. As "aderências" referem-se às superfícies ou substratos que são aderidos. A capacidade de uma junta adesiva para suportar cargas é medida pela sua força adesiva.

Mecanismo de adesão:

1. **Adesão mecânica;** interação da cola com as imperfeições da superfície do aderente ou do substrato.

2. **Adesão por adsorção;** ligação química entre o aderente e o adesivo. Podem estar em jogo forças primárias (iónicas e covalentes) ou secundárias (ligações de hidrogénio, interação dipolar ou forças de valência de Vander Waals).

3. **Adesão por difusão;** moléculas móveis que se ligam, como dois polímeros que aderem um ao outro através da difusão das extremidades das suas cadeias através de uma interface.

4. **Difusão eletrostática;** uma dupla camada eléctrica que é um componente do mecanismo global de ligação na interface entre um metal e um polímero.

A ligação das resinas à estrutura dentária resulta de quatro mecanismos possíveis:

1. Mecânica: A resina infiltra-se na superfície do dente e forma marcas de resina.
2. Difusão: A precipitação de materiais na superfície do dente que se ligam química ou mecanicamente aos monómeros.
3. Adsorção: Ligação química aos componentes estruturais orgânicos (principalmente colagénio de tipo 1) ou inorgânicos (hidroxiapatite) do dente.
4. Uma amálgama dos três mecanismos referidos anteriormente.

Teorias da adesão:

Os fenómenos de adesão observados são explicados por duas ideias básicas.

Teoria mecânica; afirma que as superfícies rugosas e irregulares dos aderentes são interligadas micromecanicamente com o adesivo solidificado.

Teoria da adsorção; inclui forças de valência primárias e secundárias, bem como qualquer outro tipo de ligação química que exista entre o aderente e o adesivo.

Vários tipos de obrigações podem ser classificados em duas categorias gerais.

- **Adesão mecânica** Penetração microscópica

    Forças de valência primárias

    Ligações iónicas

    Ligações covalentes

    Ligações metálicas

Forças de valência secundárias

As forças de Vander waal

Ligações de hidrogénio

* **Adesão química**

ADERÊNCIA MECÂNICA:

Em vez de ser por atração molecular, a ligação forte de uma substância a outra pode também ser conseguida por ligação mecânica ou retenção. Adicionalmente, sistemas mais delicados como os observados na ligação mecânica   podem

penetração do adesivo nas imperfeições da superfície do substrato, quer sejam pequenas ou sub-microscópicas. A ancoragem para a ligação mecânica (retenção) é fornecida pelas muitas projecções adesivas implantadas na superfície da ligação adesiva   durante   o   endurecimento.
A impregnação de resina é um exemplo de adesão mecânica. O ácido fosfórico é aplicado ao esmalte durante um breve período de tempo antes da colocação da resina. Quando a resina é adicionada ao preparo, o ácido cria poros minúsculos na superfície do esmalte, nos quais acaba por se derramar. Estas projecções de resina reduzem a possibilidade de fuga marginal interfacial, melhorando a retenção mecânica quando solidificam. É, assim, uma ilustração de como os mecanismos mecânicos, em vez da adesão molecular, podem ser utilizados para conseguir a ligação entre o material dentário e a estrutura do dente.

ADESÃO QUÍMICA:

As ligações interatómicas que constituem as adesões químicas podem ser classificadas como primárias ou secundárias. As características físicas do material são determinadas pela força destas ligações e pela sua capacidade de se restabelecerem   após   uma   rutura.

13

Existem três tipos possíveis de ligações atómicas primárias.

1. Iónicas

2. Metálico;

3. Covalente

Ligações iónicas:

A atração mútua de cargas positivas e negativas resulta no tipo químico básico destas ligações principais. Um dos exemplos mais conhecidos é o cloreto de sódio (Na+ Cl-). A molécula estável NaCl é produzida quando o eletrão de valência do sódio é transferido para o átomo de cloro. Isto acontece porque o átomo de cloro tem sete electrões na sua camada exterior, enquanto o átomo de sódio tem apenas um.

Ligação covalente:

Os átomos adjacentes em muitos compostos químicos partilham dois electrões de valência. As ligações covalentes são exemplificadas pela molécula de hidrogénio. Cada átomo de hidrogénio partilha o seu eletrão de valência solitário com o outro átomo combinante, fazendo com que a camada de valência se estabilize.

Ligações metálicas:

Pode formar-se um gás de electrões livres quando átomos específicos de certos cristais, como o ouro, transferem facilmente electrões da sua camada exterior. Os iões positivos são criados quando os electrões livres contribuem para esta nuvem; estes iões podem ser neutralizados através da obtenção de mais electrões de valência de átomos próximos.

Formação de ligações metálicas

Ligações secundárias interatómicas:

Ao contrário das ligações primárias, que partilham electrões, as ligações secundárias são criadas quando as cargas dos grupos atómicos ou das moléculas individuais variam e criam forças polares que unem as moléculas.

Ligação de hidrogénio:

Numa molécula de água, dois átomos de hidrogénio estão ligados a um átomo de oxigénio. Como os átomos de oxigénio e de hidrogénio trocam electrões, estas ligações são covalentes. Consequentemente, os electrões são incapazes de proteger eficazmente os protões dos átomos de hidrogénio que estão apontados para longe do átomo de oxigénio. Como resultado, o lado dos protões da molécula de água ganha uma carga positiva. Os electrões que ocupam a órbita exterior do oxigénio no outro lado da molécula de água fornecem uma carga negativa. As pontes de hidrogénio são criadas quando as moléculas de água adjacentes são atraídas para a porção de hidrogénio uma da outra pelos átomos de hidrogénio misturados entre si.

Forças de Vander Waals:

Normalmente, é criado um campo elétrico em torno de um átomo, devido à dispersão uniforme dos electrões dos átomos em torno do núcleo. No entanto, existe a possibilidade de este campo oscilar, mudando brevemente a sua carga de positiva para negativa. Como resultado, forma-se um dipolo flutuante que atrai mais dipolos do mesmo tipo. Este tipo de forças interatómicas é muito fraco.

FACTORES ASSOCIADOS À ADESÃO:

Energia de superfície:

Para que a adesão ocorra, é   necessário que as superfícies se aproximem uma da outra na sua interface. Com a exceção de a adesão entre dois gases não ser prevista devido à ausência de uma interface, esse estado pode existir independentemente das fases - sólida, líquida ou gasosa - das duas superfícies.[6]

A superfície de um sólido tem mais energia do que o seu interior, como no caso de uma rede espacial. Todos os átomos da rede são igualmente atraídos por todos os outros átomos. A energia é muito reduzida e as distâncias interatómicas são iguais.

A razão para a maior energia na superfície da rede é que os átomos no ponto mais externo não são atraídos em todas as direcções da mesma forma. A energia de superfície, também conhecida como tensão superficial, é o aumento de energia por unidade de área de superfície.

A ideia de que um sistema pode atingir um estado de energia mais baixa minimizando a sua área de superfície ajuda a explicar por que razão a tensão superficial faz com que uma película de sabão se comprima e as gotículas de líquido tenham formas esféricas. Para diminuir a energia de superfície de um sólido, os átomos da sua superfície estabelecem frequentemente ligações com outros átomos que se aproximam da superfície. A adesão é o termo utilizado para designar esta atração entre moléculas diferentes numa interface.

Por exemplo: As moléculas transportadas pelo ar podem ser atraídas para a superfície e absorvidas pela substância. O ouro, a platina e a prata absorvem rapidamente o oxigénio.

As forças de ligação no ouro são da variedade secundária, no entanto, no caso da prata, a atração pode provir de ligações primárias ou químicas, podendo ocorrer óxido de prata.

Qualquer contaminante de superfície, como a adsorção de gás ou a oxidação, pode diminuir a energia de superfície de um determinado sólido e, consequentemente, as suas propriedades adesivas. A energia de superfície pode ser influenciada pelos tipos de planos cristalinos das redes espaciais presentes na superfície ou pelos grupos químicos funcionais disponíveis.

Humidificação:

Duas superfícies sólidas são incrivelmente difíceis de colar. Quando observadas ao nível atómico ou molecular, as suas superfícies, por muito lisas que pareçam, são provavelmente extremamente rugosas. Como resultado, apenas os "picos" ou asperezas se tocam quando estão posicionados no vértice.

Não se verifica uma adesão percetível, uma vez que estas áreas constituem frequentemente uma pequena parte da superfície total. Quando as moléculas da superfície das substâncias atractivas estão separadas por mais de 0,0007 $\square$m ou $(0,7nm)^6$, a atração torna-se insignificante. Agentes de ligação à dentina 31.

Uma forma de contornar este problema é utilizar um fluido que flua para estas irregularidades e crie contacto numa grande área de superfície do sólido.

Por exemplo, quando duas placas de vidro polido são espremidas e empilhadas uma em cima da outra, elas não parecem aderir muito bem. No entanto, torna-se muito difícil separar as duas placas se for colocada uma camada de água entre elas. A energia de superfície do vidro é suficientemente elevada para atrair as moléculas de água.

O líquido deve fluir livremente através de toda a superfície e aderir ao sólido para gerar aderência desta forma. O termo "molhagem" descreve esta caraterística. A adesão entre o líquido e o aderente será mínima ou inexistente se o líquido não molhar a superfície do aderente. A falha de adesão não deve ocorrer se a superfície estiver verdadeiramente molhada.

Nestas situações, a falha ocorre realmente de forma coesiva no sólido ou no adesivo, e não na interface onde os dois estão em contacto. Numerosos factores podem afetar a capacidade de um adesivo humedecer a superfície do aderente. A superfície deve estar extremamente limpa; mesmo uma única molécula de água na superfície do sólido pode reduzir a energia da superfície aderente e inibir a humidificação da cola. Da mesma forma, uma camada de óxido numa superfície metálica pode impedir a aderência de um adesivo.

Certos compostos têm tão pouca energia de superfície que muito poucos ou nenhuns líquidos os saturam. Por exemplo, vários materiais orgânicos caem nesta categoria (ceras dentárias). A humidificação pode ser evitada pelo empacotamento estreito dos grupos orgânicos estruturais e pela presença de 32 halogéneos nos agentes de ligação da dentina. O teflon, ou politetrafluoroetileno, é frequentemente utilizado quando é preferível impedir a aderência da película às superfícies.

Por outro lado, devido à sua elevada energia de superfície, os metais interagem muito fortemente com os adesivos líquidos.

Os líquidos orgânicos e a maioria dos líquidos inorgânicos têm energias superficiais relativamente baixas, o que lhes permite fluir livremente sobre substâncias de elevada energia superficial.

Assim, é necessária uma humidificação adequada para a criação de uma ligação adesiva forte.

Ângulo de contacto:

A medição do "ângulo de contacto" entre um adesivo e um aderente pode revelar até que ponto a superfície do aderente será molhada pela cola. O ângulo que se forma na interface entre o aderente e o adesivo é conhecido como o ângulo de contacto. A cola líquida espalhar-se-á uniformemente pela superfície do sólido e não se formará nenhum ângulo de contacto se as moléculas do adesivo forem atraídas pelas moléculas do aderente numa quantidade igual ou superior às suas próprias moléculas.

A. A superfície de contacto do líquido espalha-se total e livremente quando o ângulo de contacto é de 0 graus.

B. Numa superfície marginalmente poluída, um pequeno ângulo de contacto.

C. Um grande ângulo criado por uma humidificação inadequada

Como resultado, as forças de adesão que mantêm as moléculas pegajosas juntas são mais fortes do que as forças de coesão.

No entanto, a tensão superficial do sólido diminui e o ângulo de contacto aumenta significativamente se a energia da superfície aderente for ligeiramente reduzida por contaminação ou outros métodos. É necessário medir um ângulo médio se um contaminante estiver presente num revestimento monocamada que cubra toda a superfície. Por outro lado, um ângulo extremamente elevado produziria um sólido com uma superfície baixa, como o Teflon. Como a tendência do líquido para diminuir com o ângulo de molhagem, o ângulo de contacto serve como um bom indicador da capacidade de espalhamento ou molhabilidade.

Com um ângulo de contacto de 0 graus, ocorre uma molhagem completa, enquanto que com um ângulo de 180 graus, não ocorre qualquer molhagem. Assim, a capacidade de um adesivo para fluir e preencher imperfeições na superfície do aderente é tanto maior quanto mais estreito for o ângulo de contacto entre o adesivo e o aderente. Adicionalmente, o grau em que estas lacunas ou imperfeições são preenchidas depende da fluidez da cola.

Na realidade, as superfícies sólidas "planas" não são planas. O desenvolvimento de uma ligação adesiva pode ser dificultado por defeitos na superfície. Enquanto a cola está a ser espalhada, podem formar-se bolsas de ar, impedindo que a superfície fique totalmente húmida.

Quando são aplicadas cargas mecânicas e variações de temperatura na região interfacial da cola, surgem concentrações de carga em torno destes vazios. A tensão pode acumular-se até ao ponto em que começa a separar a ligação adesiva junto ao vazio. A junta pode partir-se sob tensão, e esta fissura pode propagar-se de um vazio para o seguinte.

Requisitos para uma aderência duradoura:

Os dois materiais a ligar um ao outro devem estar em contacto suficientemente próximo e íntimo para que a adesão ocorra. Este é o pré-requisito mais importante. Para satisfazer esta necessidade, podem ser utilizados líquidos ou materiais fluidos para corpos sólidos.[6] Os seguintes factores determinam o contacto íntimo com o substrato:

1. Molhabilidade do substrato

2. A viscosidade da cola

3. Morfologia e rugosidade do substrato

FACTORES QUE AFECTAM A ADESÃO

A investigação sobre a capacidade das resinas de restauração para aderir bem aos tecidos mineralizados está em curso. A ligação de uma substância a outra é designada por ligação. Quando uma substância é colocada na superfície, um agente de ligação é uma substância que pode unir as substâncias e impedir a sua separação. Vários factores influenciam a quantidade de forças adesivas presentes numa interface.

- Variáveis clínicas com impacto na adesão

- Elementos que influenciam a aderência do tecido mineralizado.

As variáveis clínicas que afectam a adesão incluem

- Contaminação por sangue e/ou saliva

- Contaminação por humidade de seringas ou peças de mão com água do ar.

- Peças de mão ou seringa de ar e água contaminadas com óleo

- Rugosidade da superfície do dente.

- Rebaixos efectuados mecanicamente durante a preparação dos dentes.

- O teor de flúor dos dentes

- A existência de cálculo, sujidade, placa bacteriana ou tensões extrínsecas.

- Desidratação dos dentes e

- presença de liners ou bases em dentes preparados.

Contaminação salivar e sanguínea:

Uma questão importante quando se efectua uma terapia dentária restauradora é a gestão do sangue ou da saliva.[7] Estas impurezas podem ter um efeito prejudicial em determinadas teorias de adesão dentária. Apesar de a dentina ser uma substância húmida, as condições em que os componentes do sangue e da saliva existem podem prejudicar a adesão à dentina. Vejamos o seguinte cenário clínico típico, por exemplo. Um dentista posicionou o elemento inicial de um produto de adesão à dentina muito utilizado, como o Universal Bond.[3] Quando a preparação do dente é inundada, ocorre contaminação salivar ou sanguínea no momento clínico. A tendência natural é enxaguar a preparação dentária e reposicionar o componente. Mas um dos produtos, neste caso, é uma mistura ácida com um pH de 2-3; a sua lavagem condiciona efetivamente a dentina, removendo quaisquer manchas ou camadas de detritos.

Qual seria a ligação real à dentina neste cenário se a camada de esfregaço fosse removida, dado que o Universal Bond depende da retenção da camada de esfregaço para a sua ligação? Uma solução razoável para esta questão seria.

a) Limpar o dente antes do tratamento.

b). Crie uma nova camada de esfregaço, tornando áspera a superfície de preparação do dente.

c) Repetir os procedimentos de colagem da dentina numa tentativa de impedir a contaminação adicional com sangue ou saliva.

A contaminação do esmalte e/ou das superfícies dentárias após a aplicação de soluções de condicionamento ou de condicionamento ácido e a cura de um agente de ligação sobre estas superfícies é outro problema prevalecente. Se o médico estiver ciente da ideia de ligação da dentina e do esmalte, este não é um problema de maior. Demora cerca de 10 segundos a aplicar ácido fosfórico a 37% na superfície do dente colado. Depois, só precisa de ser limpa com água, seca e aplicada outra camada fina de agente de ligação não curado.

A utilização de diques de borracha ou outros auxiliares de campo seco é essencial para evitar a contaminação do sangue ou da saliva durante a colocação dos materiais de adesão dentária.

Humidade Contaminação por peças de mão ou seringas de ar-água:

A maioria dos consultórios dentários regista fugas de água não reconhecidas de seringas de ar-água ou de peças de mão do rotor de ar. Há várias circunstâncias que podem levar à origem da fuga. Entre elas estão

- O ar húmido pode ser transportado para a seringa ou para a peça de mão devido à ausência de mecanismos de secagem nas linhas de ar provenientes do compressor.

- A condensação de água nas linhas de ar ocorre após a secagem do ar comprimido, mas antes da posição da peça de mão ou da seringa.

- Água a infiltrar-se através das juntas de canalização na unidade da cadeira do dentista.

O recente aumento da atenção dada ao controlo das infecções levou à esterilização por calor das peças de mão e das seringas de ar-água, o que reduziu o número de bactérias presentes, mas aumentou a fuga de seringas e a contaminação da água durante os tratamentos dentários com adesivos.

Embora o problema da água misturada com a resina de restauração ou de ligação esteja bem documentado, a consciencialização dos médicos para o facto de isto estar a ocorrer durante as operações de ligação dentária é menos reconhecida.

O teste de contaminação da água pode ser efectuado simplesmente soprando ar sobre uma superfície seca utilizando uma seringa de ar ou uma peça de mão.

Contaminação por óleo das peças de mão ou das seringas de água/ar:

A contaminação não intencional com óleo das resinas utilizadas na colagem é um problema grave; estima-se que muitas clínicas dentárias tenham contaminado as linhas de ar com óleo. Os compressores de ar das clínicas dentárias, a maioria dos quais com uma manutenção deficiente, são a fonte do óleo. A maioria dos consultórios dentários não instala filtros de óleo eficazes nas suas linhas de ar. Quando a contaminação por óleo está presente juntamente com qualquer um dos agentes de ligação à dentina disponíveis, o resultado pode ser incerto e até levar ao fracasso clínico. Além disso, não se conhecem os efeitos da mistura de óleo com agentes de revestimento como o hidróxido de cálcio, o ionómero de vidro, a resina e outros.

É fácil observar se há óleo nas linhas de ar. Um teste simples que pode ser efectuado é soprar ar para uma seringa de ar ou peça de mão e observar se algum resíduo permanece numa superfície seca e impermeável, como uma placa de mistura de vidro ou uma luva de borracha seca. Como foi dito anteriormente, haverá muita água. Na superfície de teste, a água evapora-se. Numa superfície seca, o óleo parece-se com a água, mas não se evapora.

Uma das primeiras prioridades deve ser drenar completamente qualquer óleo dos tubos de ar dentário. Os revendedores de produtos dentários fornecem várias marcas de filtros de óleo para compra. Estes dispositivos são instalados nas linhas de ar antes da seringa de ar ou da peça de mão e depois do compressor de ar. Os filtros têm de ser mudados periodicamente, conforme recomendado pelos fabricantes de cada filtro.

Rugosidade da superfície do dente:

A maioria dos dentistas utiliza brocas de aço de carboneto de tungsténio para efetuar a preparação dos dentes. Estas brocas fazem riscos e irregularidades nas superfícies dentárias que são retentivas para os materiais de restauração colocados posteriormente. A utilização de diamantes para a preparação dos dentes é mais comum na prótese fixa, e há uma utilização crescente de diamantes na medicina dentária operatória. Os diamantes cortam irregularidades na estrutura do dente que estão diretamente relacionadas com o tamanho das partículas de diamante utilizadas no instrumento abrasivo de diamante. Estas variam de menos de 10□m a cerca de 100□m. Várias investigações relataram a influência na adesão criada pela superfície rugosa do dente. O aumento da área de superfície criado pela rugosidade da superfície pode explicar as ligações ligeiramente melhores à dentina demonstradas por algumas investigações. É possível que a retenção mecânica possa ser ligeiramente aumentada pela rugosidade microscópica produzida na dentina ou no esmalte por instrumentos de corte rotativos.

Cortes inferiores mecânicos na preparação de dentes:

Com o objetivo de permitir a retenção para a posterior colocação de materiais de restauração, têm sido utilizados rebaixos mecânicos na preparação dos dentes desde o início da medicina dentária. Para além de evitar que os materiais de restauração se soltem fisicamente do preparo, se esses rebaixos estiverem presentes na estrutura do dente, também podem evitar algum movimento microscópico do material devido aos efeitos da polimerização ou do calor. Por conseguinte, as restaurações que utilizam uma ligação criada quimicamente, para além dos típicos rebaixos colocados na dentina, podem produzir resultados clínicos superiores aos das restaurações que dependem apenas da adesão, tais como a redução da sensibilidade e das fugas. Os grandes rebaixos podem impedir a deslocação da reparação, caso em que a resistência e durabilidade do adesivo podem ser melhoradas.

Teor de flúor nos dentes:

Foi demonstrado que o esmalte com uma concentração mais elevada de fluoreto resiste ao condicionamento ácido. Aumentar o tempo de condicionamento para dar ao ácido mais oportunidade de erodir e tornar áspera a superfície do esmalte não reduz significativamente a eficácia do condicionamento ácido no esmalte. Atualmente, os clínicos estão a condicionar o esmalte que parece normal durante aproximadamente 15 segundos, e o esmalte que apresenta indicações de flúor durante pelo menos o dobro desse tempo.

Dada a frequência com que a maioria das pessoas utiliza flúor, a presença de flúor na dentina e a sua ligação à adesão dos agentes de ligação à dentina também são preocupantes. O teor de flúor na dentina parece ter um efeito deletério sobre os agentes de ligação adesiva da dentina. Para a prevenção de cáries ou dessensibilização da superfície da dentina, muitos pacientes dentários utilizam diariamente géis, enxaguamentos ou moldeiras de flúor. A gama de pH da maioria dos géis de fluoreto de sódio e de fluoreto estanoso é ácida (3-6). Verificou-se que os géis branqueadores de pH baixo causam a deterioração dos cimentos de fosfato de zinco e de ionómero de vidro em investigação (Christensen & outros, 1991). Outros investigadores demonstraram que os géis de flúor degradam consideravelmente os cimentos de ionómero de vidro contendo metal, embora menos do que outros cimentos normalmente utilizados. É necessária mais investigação para determinar de que forma o flúor afecta a força de adesão dos agentes adesivos às superfícies da dentina e do esmalte.

Características do canal dentário:

Os pequenos diâmetros caracterizam os canais dentinários localizados nas extremidades das raízes dos dentes ou na proximidade da junção dento-esmalte. Os canais dentinários parecem maiores quanto mais próximos estiverem da polpa dentária. Os canais dentinários são mais pequenos na dentina mais antiga e maiores na dentina mais jovem. Os canais ocluídos podem estar presentes em dentina superficialmente desgastada. De modo a estabelecer uma ligação com a dentina, a maioria dos agentes de ligação dentinária atualmente disponíveis utiliza uma ligação mecânica aos canais dentinários, para além de outras supostas ligações químicas. Deve ocorrer uma menor fixação em canais pequenos, enquanto que pode ocorrer uma maior fixação em canais grandes.

Certos dentes de uma determinada boca têm mais ou menos força de adesão do que outros, de acordo com determinadas pesquisas. É importante que os clínicos compreendam como as variações no tamanho do canal dentinário ou na resistência do dente à adesão podem afetar a possível ligação à dentina.

Presença de placa, cálculo, manchas extrínsecas ou detritos:

Qualquer profissional médico experiente já viu o que acontece quando a placa dentária é deixada na superfície de um dente e se tenta gravar a superfície. A superfície coberta de placa mantém o seu brilho após o condicionamento. A placa bacteriana com ácido fosfórico a 37% impede o condicionamento ácido. O insucesso clínico do adesivo resulta do facto de os ácidos menos agressivos utilizados nas soluções de ligação à dentina não serem capazes de penetrar a placa bacteriana. O cálculo dentário e as manchas na superfície do dente são normalmente eliminados e são mais fáceis de observar. Os agentes de ligação não funcionam se não forem removidos.

Antes de experimentar a colagem, as superfícies dentárias feitas de esmalte ou dentina que se destinam a ser fixadas à resina ou a outros materiais devem ser bem limpas. Em raras ocasiões, esta limpeza pode exigir a utilização de dispositivos rotativos abrasivos, taças de borracha, selantes ou mesmo pastas para prevenção. Antes de iniciar o processo de colagem, qualquer superfície de esmalte ou dentina que precise de ser colada tem de ser limpa.

Presença de Bases ou liners em dentes preparados:

Os clínicos consideram desconcertante a variedade de bases e liners disponíveis atualmente, e existe uma falta de conhecimento no campo relativamente ao seu impacto na adesão das restaurações que são feitas posteriormente.

As bases e os revestimentos podem ser classificados em vários grupos.

Verniz:

Os vernizes feitos de copal, celulose ou poliamida são frequentemente utilizados e eliminam a possibilidade de colar materiais de restauração à superfície do dente. Estes vernizes podem diminuir a sensibilidade dentária, mas se estiver prevista a colagem de futuros materiais à superfície do dente, não devem ser utilizados.

Revestimentos de ionómero de vidro:

Quando estes revestimentos são aplicados diretamente nas superfícies dentárias, formam uma ligação moderada com a dentina; no entanto, esta ligação é muito mais fraca do que a ligação formada pela resina aplicada a uma superfície de esmalte condicionada com ácido ou do que as ligações relatadas para a atual geração de agentes de ligação à dentina. A ligação entre a resina e o revestimento de ionómero de vidro, ou entre o ionómero de vidro e a dentina, não pode ser mais forte do que a ligação entre os dois se a resina for aplicada sobre o revestimento de ionómero de vidro.

Revestimentos de resina:

Foram comercializados por várias empresas diferentes tipos de resinas de preenchimento para revestir a estrutura dentária. Os revestimentos de resina devem ser aplicados diretamente na superfície da dentina se os químicos (cálcio, flúor, etc.) forem utilizados eficientemente. Se isto for feito, haverá pouca ou nenhuma adesão entre os liners e a dentina, e qualquer restauração colocada em cima dos liners de resina não irá aderir à dentina.

Normalmente, estão a mais de meio milímetro de distância da polpa dentária se a superfície dentinária não parecer rosada. Nestas situações, a colagem direta à dentina é frequentemente o procedimento preferido e a utilização de liners pode não ser necessária.

O impacto dos químicos dos vernizes e dos liners na dentina que se encontra junto a eles, mas não coberta por eles, é outro aspeto desconhecido. Em várias áreas das preparações dentárias, a ligação à dentina pode ser afetada positiva ou negativamente pelos componentes destes materiais.

Os médicos têm de decidir se utilizam a ação química ou o efeito de dessensibilização desejados do liner, ou se limitam a microinfiltração, dessensibilizam e retêm os agentes de ligação à dentina.

Desidratação dos dentes:

A dentina é constituída por tecido húmido. A humidade da dentina pode estar correlacionada com a resistência da ligação. Tal como acontece com os agentes de ligação aplicados num campo húmido, a secagem excessiva também pode ser prejudicial. A secagem excessiva das preparações dentárias sobre as quais as coroas vão ser cimentadas aumenta, sem dúvida, a sensibilidade dentária, de acordo com a observação clínica. A secagem excessiva das preparações dentárias antes da aplicação de materiais de ligação deve ser considerada como um fator negativo até que estejam disponíveis dados mais conclusivos. É uma boa ideia secar apenas até que o brilho visível da humidade desapareça.

Componentes de cimentos temporários:

A dentina ou o esmalte que tenham estado em contacto com cimentos provisórios contendo eugenol ou cimentos provisórios sem eugenol contendo estearato podem apresentar propriedades de adesão à resina diferentes das da estrutura dentária inalterada.

Existe uma investigação mista sobre este tópico. Com base em estudos e experiências clínicas, foi determinado que após a aplicação de cimentos temporários nos dentes durante alguns dias, o óxido de zinco absorveu totalmente o componente líquido do cimento, tornando-o bastante inerte. Quando comparados com superfícies dentárias virgens, não se registaram variações na ligação dos agentes de união dentinária ou dos cimentos resinosos às superfícies de dentina ou esmalte que tiveram cimentos com eugenol ou sem eugenol durante duas semanas. No entanto, há sem dúvida necessidade de mais estudos sobre este tópico. A adesão pode ser afetada negativamente pela aplicação de eugenol líquido fresco diretamente antes das tentativas de colagem em dentina ou esmalte.

FACTORES QUE AFECTAM A ADESÃO AOS TECIDOS MINERALIZADOS

O aderente e o adesivo devem entrar em contacto próximo para que a adesão ocorra. Seria desejável uma interface entre os materiais de restauração dentária que promovesse a adesão natural da dentina e do esmalte na junção dentina-esmalte. A criação de uma ligação adesiva forte requer uma interação molecular íntima entre os dois componentes.[8]

Isto implica que a superfície sólida tem de ser adequadamente humedecida pelo sistema adesivo. As seguintes categorias gerais podem ser utilizadas para agrupar os elementos que influenciam esta adesão aos tecidos mineralizados.

I.   Factores relacionados com o aderente:

- Características físico-químicas da dentina que impedem a adesão da dentina

- A smear layer e a permeabilidade da dentina.

- Estrutura adaptada da dentina como resultado de eventos fisiológicos e patológicos.

II.   Factores relacionados com as resinas de restauração:

- Atributos físicos das características do adesivo

- Contração da polimerização da resina de restauração

- Contração e relaxamento do stress através do fluxo

- A elasticidade do módulo de Young

- O primeiro local de polimerização

- A expansão higroscópica provoca o relaxamento da tensão de contração.

- Condutividade térmica e coeficiente de expansão térmica.

- Transmissão de tensão sobre o contacto do compósito com a dentina.

Propriedades físico-químicas da dentina que complicam a adesão dentinária:

A resistência máxima da dentina mineralizada, que varia com a profundidade dentinária e a orientação dos túbulos5, situa-se entre 230 e 370 MPa (compressão) e 45 e 138 MPa (cisalhamento). Possui um módulo de elasticidade razoavelmente rígido de 14 a 19 GPa. Após a fase mineral da superfície dentinária ser condicionada com ácido, algumas proteínas não colagénicas são solúveis e outras são removidas, revelando as fibrilas de colagénio desmineralizadas da matriz dentinária.

A matriz dentinária torna-se extremamente maleável e flexível após a desmineralização. De facto, a matriz dentinária desmineralizada húmida tem um módulo de elasticidade que é mais de 1000 vezes inferior ao da dentina mineralizada - cerca de 5 MPa. Esta baixa rigidez tem uma consequência clínica na medida em que torna a rede de fibrilas mais propensa a colapsar durante a secagem ao ar, o que dificulta a absorção de monómeros adesivos.

A hibridização da resina em substratos dentários depende criticamente da permeabilidade dos substratos de ligação ao monómero e da difusividade do monómero nos substratos. Durante os períodos necessários (clinicamente) para a adesão, a matriz dentinária mineralizada é comparativamente impermeável aos monómeros de resina (30 a 60 segundos).

A facilidade com que um material pode passar através de um substrato, ou barreira de difusão, é referida como permeabilidade. É necessário ter em conta duas formas de permeabilidade dentinária: o processo pelo qual as substâncias se difundem através dos túbulos dentinários intratubulares da polpa, cheios de fluido dentário. A difusão do monómero na dentina intertubular desmineralizada - a dentina entre os túbulos - representa o segundo tipo significativo de permeabilidade dentinária. A permeabilidade dentinária entre os túbulos é o termo para este fenómeno.

Após o condicionamento ácido e o enxaguamento com água, os espaços entre as fibras de colagénio enchem-se de água e pensa-se que tenham entre 15 e 20 m de largura. O monómero adesivo precisa de se difundir através destes espaços para entrar na matriz dentinária desmineralizada. A permeabilidade dentinária, tanto intra como intertubular, desempenha um papel crucial na adesão à dentina.

O monómero adesivo pode percorrer diferentes comprimentos ao longo dos túbulos nos túbulos dentinários. A maioria dos túbulos inclui várias ramificações laterais que se estendem de 2 a 6 □m do lúmen, dando à infiltração do monómero da camada híbrida uma via adicional.

A investigação experimental adicional sobre as fibras de colagénio da dentina revelou que existe espaço entre elas para o fluido dos tecidos, ou água. Durante o processo de desidratação, esta água pode ser perdida, o que pode causar a contração das fibras de colagénio. Um avanço significativo na compreensão de como a ligação da resina à dentina resulta do entrelaçamento molecular da resina nas fibras de colagénio foi possível graças às ideias originais e inovadoras de Nakabayashi sobre a infiltração de monómeros na matriz dentinária desmineralizada e a importância de manter a permeabilidade da rede de fibrilas de colagénio aos monómeros. As fibrilas de colagénio condicionadas com ácido (ou seja, parcialmente desnaturadas) são penetradas por monómeros de resina através de fendas que podem expandir-se ou contrair-se com base no estado de ligação.

Os monómeros do iniciador podem ter mais dificuldade em penetrar na rede de fibrilhas de colagénio se estas incharem significativamente e estreitarem as lacunas perifibrilares devido a determinadas condições (elevada concentração de água, pH ácido). Em circunstâncias diferentes (como a secagem ao ar ou a desidratação a partir de solventes orgânicos que se dissolvem na água), as fibrilas de colagénio podem contrair-se, reduzindo o seu diâmetro e alargando assim as lacunas. No entanto, a rede de fibrilas de colagénio colapsa como resultado da secagem ao ar, trazendo fibrilas próximas umas das outras. Consequentemente, os péptidos de colagénio podem estabelecer ligações de hidrogénio intermoleculares com os péptidos de colagénio vizinhos mais próximos. Isto pode potencialmente levar a um maior colapso da rede, encurtando as fibrilas e aumentando a sua rigidez. As fibrilas de colagénio não devem, portanto, ser demasiado secas.[8]

A camada de smear layer da dentina e a permeabilidade da dentina:

Os resíduos de corte são espalhados sobre o esmalte e a superfície dentinária durante a preparação da cavidade quando a superfície do dente é instrumentada com instrumentos rotativos e manuais, criando o que é conhecido como "smear layer". Qualquer material de origem calcificada e criado pela redução ou manipulação do esmalte, dentina ou cemento é referido como "smear layer". As ferramentas de corte fornecem calor de fricção localizado significativo e tensões de corte durante o processo de brunimento, o que mantém a smear layer firmemente aderida à superfície subjacente e impede a sua remoção por lavagem ou raspagem.

A composição é um reflexo da estrutura da dentina subjacente. A hidroxiapatite particulada e o colagénio modificado são os ingredientes primários, juntamente com bactérias, saliva e outros detritos da superfície que se trituram. A espessura de uma camada de esfregaço pode variar entre 0,5 e 5 μm. Canais submicrónicos podem passar através da camada de esfregaço porosa, permitindo a passagem de uma pequena quantidade de fluido dentinário. Diz-se que a permeabilidade dentinária é reduzida em 86% pela camada de esfregaço.

Descobriu-se que o ácido etileno diamino tetracético (EDTA) é o condicionador mais eficaz para limpar a smear layer e alargar os orifícios dos túbulos dentinários numa investigação in vivo. A capacidade dos condicionadores ácidos para remover a smear layer aumenta com a adição de ácidos cítrico, poliacrílico, lático e fosfórico. Descobriu-se que os produtos de limpeza de cavidades como o peróxido de hidrogénio e o tubulicida tinham muito pouco impacto.

O diâmetro e o comprimento dos túbulos, a viscosidade do fluido dentinário e o tamanho molecular das substâncias nele dissolvidas, o gradiente de pressão, a área de superfície disponível para difusão, a patência dos túbulos e a taxa de remoção de substâncias pela circulação pulpar são alguns dos factores que afectam a permeabilidade dentinária e, por extensão, a humidade dentinária interna.

Devido às variações no número de túbulos por milímetro quadrado, a permeabilidade da dentina não é uniforme em todos os dentes. A dentina perto da polpa tem 4500 túbulos/mm^2 , ou cerca de 2,5 de diâmetro, enquanto a dentina diretamente abaixo da junção dentina-esmalte tem entre 1500 a 1900 túbulos/□m^2 , ou 0,8 □m de diâmetro.[9]

Devido ao diâmetro e densidade máximos dos túbulos na vizinhança dos cornos pulpares, a dentina adjacente a estas características é mais permeável do que a dentina mais afastada. Nas cavidades de classe II, a dentina axial tem maior permeabilidade do que o assoalho pulpar. Em comparação com a dentina coronal, a dentina radicular tem menos túbulos por milímetro quadrado, tornando-a menos permeável. Como o túbulo de dentina afetado pela cárie está repleto de cristais minerais, a dentina por baixo da lesão cariosa é muito menos permeável do que a dentina normal.

A permeabilidade dentinária varia, o que a torna um substrato mais difícil de colar. Devido à natureza hidrofóbica das resinas anteriores, a adesão foi um desafio; no entanto, as soluções adesivas mais actuais têm um componente hidrofílico e não são afectadas pela profundidade.

Estrutura dentinária transformada devido a processos fisiológicos e patológicos:

O envelhecimento fisiológico e os processos patológicos cariosos, erosivos e abrasivos podem causar alterações estruturais no túbulo dentinário. Existem vários casos em que a aposição irregular de dentina esclerótica e a deposição de cristais intratubulares fazem com que os lúmens dos túbulos dentinários se tornem extremamente estreitos ou mesmo completamente ausentes.

A dentina sofre dois tipos de esclerose: a esclerose reactiva, que ocorre em reação a uma irritação ligeira ou de progressão lenta, como a erosão química ou a abrasão mecânica, e a esclerose dentária fisiológica, que ocorre como parte do envelhecimento. Em resposta a insultos como cáries, procedimentos dentários ou atrito, a câmara pulpar no local da lesão produz dentina terciária, ou reparadora.

As reacções bem estabelecidas à cárie incluem a hiper mineralização, a aposição de dentina reparadora junto à polpa e o bloqueio dos túbulos por depósitos cristalinos de Whitlockite.

A dentina esclerótica tem tipicamente uma permeabilidade limitada devido à falta de túbulos patentes. Mesmo quando condicionada com um ácido, a dentina fortemente esclerótica tem regiões de hiper mineralização completa sem exposição dos túbulos.

Devido a todas estas alterações morfológicas e estruturais provocadas por processos patológicos e fisiológicos, o substrato dentinário é menos suscetível a terapias adesivas do que na dentina saudável.

QUÍMICA DA ADESÃO

A adesão química apresenta-se sob duas formas principais.

- Através das principais forças de valência

- Através de forças de valência suplementares

As ligações covalentes e coordenativas, que são ambas ligações de pares de electrões, são os tipos mais fortes e estáveis de ligações de valência primária. A forte adesão também pode resultar de ligações iónicas. As ligações de hidrogénio e as forças de Vander Waals são dois tipos de ligações de valência secundárias, por vezes conhecidas como ligações intermoleculares.

Dependendo do tipo de adesão, a química dos agentes adesivos pode ser compreendida.

- Adesão à base de polímeros iónicos.

- Coesão através dos agentes de acoplamento

- Enxerto de colagénio.

Adesão à base de polímero iónico:

Os polielectrólitos estão divididos em duas categorias de materiais dentários. Estes são os ionómeros de vidro, também conhecidos como vidro-poli (alcenoatos), e os cimentos feitos de carboxilato de zinco.

O poli (ácido acrílico) e os copolímeros de, por exemplo, ácido acrílico-ácido maleico ou ácido acrílico-ácido itacónico, são a base do vidro-poli (alcenoatos).

Ao utilizar iões de cálcio como pontes numa ligação iónica, os materiais à base de poli (ácido alcenóico) podem aderir à apatite. Embora isso possa acontecer com menos frequência, podem desenvolver-se ligações de hidrogénio. A dentina é um material compósito constituído por volumes aproximadamente iguais de componentes orgânicos e de hidroxiapatite. O colagénio, que contém grupos amino e carboxílicos livres, constitui a maior parte do material orgânico. Os grupos carboxílicos do poli (ácido alquenóico) e os grupos amino do colagénio podem estabelecer ligações de hidrogénio.

Os grupos carboxílicos do poli (ácido alquenóico) e o colagénio podem gerar pontes catiónicas graças aos iões que se difundem das partículas de cimento ou da apatite da dentina.

Os compostos poli (alquenóicos) aderiram bem ao esmalte, embora tenham aderido um pouco menos bem à dentina. A dentina que foi condicionada com ácido cítrico a 50% apresentou os valores mais fracos. A apatite da dentina é submetida a um condicionamento ácido, que remove iões de cálcio e reduz significativamente a probabilidade de formação de pontes de cálcio entre os grupos ácidos do colagénio e os grupos carboxílicos do poli (ácido alquenóico). Além disso, durante o condicionamento ácido, há um enriquecimento de material orgânico (colagénio) na superfície da dentina. Isto resulta numa ligação prejudicada à dentina devido à diminuição da formação de pontes de iões de cálcio e à diminuição da quantidade de apatite na superfície da dentina.

Adesão baseada em agentes de acoplamento:

Observa-se que este tipo de adesão ocorre com adesivos não polielectrólitos. A adesão pode ser conseguida à porção orgânica da dentina, que consiste principalmente em colagénio, ou à secção inorgânica da dentina, que é composta por hidroxiapatite.

A força de ligação do esmalte tratado com ácido é apenas ligeiramente reforçada pelo tratamento com vários agentes de acoplamento. Um agente de acoplamento foi o 3-metacriloiloxipropil-trimetoxisilano, que é frequentemente utilizado para silanizar as partículas de carga em compósitos. Um copolímero de butilacrilato-ácido acrílico com grupos livres de ácido carboxílico foi outro agente de acoplamento.

O NPG-GMA, ou N-2 hidroxi-3-metacriloiloxi-propil, pode quelar iões metálicos, como o ca++, através dos seus grupos carboxilato, amina e hidroxilo.

Os agentes de acoplamento funcionam com a ideia de grupos hidrofílicos e hidrofóbicos, ou seja, são compostos por duas metades de uma molécula, uma das quais adere à resina10 e a outra parte forma uma união química com a superfície do dente.

Os agentes de acoplamento têm essencialmente a forma M-R-X

Fórmula do grupo M-Metacrilato, que copolimeriza para gerar resina dentária ligada no final.

Um grupo reativo que interage com a superfície do dente é representado por X-.

Os grupos finais são os que reagem.

O grupo de ligação e espaçamento é denotado por R.

Para aumentar a capacidade de ligação do grupo reativo, o grupo espaçador deve ser capaz de dar ao agente de acoplamento a flexibilidade necessária. A capacidade do grupo reativo para encontrar um arranjo estrutural adequado é comprometida se a molécula for muito rígida, por exemplo: oxipropil/etilo

O grupo N-fenilglicina no N-fenil, glicidil metacrilato forma uma ligação de quelato com o cálcio do dente, e o grupo metacrilato é integrado na resina durante a polimerização. O 4-META é um agente de acoplamento adicional que se quela com o cálcio.

O pré-tratamento com iões mordentes específicos, como os iões de alumínio e férrico sob a forma de soluções aquosas dos seus sais de cloreto/oxalato, pode reforçar as ligações entre estes agentes de acoplamento. Forma uma camada superficial altamente ligada, rica em iões que podem reagir com as espécies que estão a ser queladas. Atualmente, estão disponíveis sistemas que utilizam agentes de acoplamento e iões mordentes em simultâneo. Não se sabe exatamente como funcionam estes iões mordentes. No entanto, também é possível que a solução iónica esteja apenas a solubilizar e a reprecipitar a camada de smear layer da dentina, actuando como um ácido fraco. O ácido pode ocasionalmente condicionar a dentina, provocando a abertura dos túbulos dentinários e promovendo a fixação mecânica.[10]

Foi proposto um processo que se insere na categoria do sistema multicamada. Utilizando esta abordagem, a cavidade produzida mecanicamente é tratada com uma solução de acetona de NPG-GMA ou NTG-GMA e uma solução de oxalato férrico. A superfície é exposta ao ar enquanto é colocada uma solução de PMDM (o produto da reação de dianidrido promelítico e metacrilato de 2-hidroxi etilo). Por fim, ocorre a polimerização e a inserção dos componentes da restauração em compósito.

A química deste tipo de terapia baseia-se na ideia de que a aplicação de uma solução de oxalato férrico na camada de esfregaço desencadeia uma série de reacções que acabam por produzir uma camada porosa reticulada com iões metálicos.

Formam-se ligações co-coordenadas entre estes monómeros e os iões de ferro durante o tratamento NPG-GMA. Os grupos metacrilato polimerizam para produzir uma camada contínua. O anel de benzeno no NPG-GMA é abundante em electrões (pie). A criação do complexo α, ou complexo de transferência de carga, liga o monómero PMDM ao NPG-GMA durante o tratamento.

A coloração causada pelos produtos da reação do oxalato férrico é um inconveniente desta técnica. O oxalato de alumínio foi utilizado em vez do oxalato férrico em "tenure".

Os grupos de fosfato reactivos estão presentes noutros agentes de acoplamento que, na sua maioria, formam ligações com o componente inorgânico da dentina. A carga positiva do cálcio na superfície da dentina e a carga negativa do oxigénio no fosfato combinam-se para formar a ligação interfacial.

Este tipo de cola produz normalmente uma força de ligação à dentina de cerca de 5 MPa, no entanto, desconhece-se a duração desta ligação num ambiente húmido. Pensa-se que esta ligação R-O-P irá hidrolisar, perdendo gradualmente a sua força.

Neste caso, X=O-P em M-R-X.

Os monómeros à base de fosfatos ou fosfonatos são os agentes de acoplamento que utilizam esta ideia de grupos hidrofóbicos e hidrofílicos. Presume-se que os iões de cálcio da dentina interagem com o grupo fosfato hidrofílico.

O adesivo conhecido como um éster de fosfato de BISGMA substituído por cloro está intimamente ligado à cola anteriormente referida. Este tipo de composto pode ser criado através da reação do oxicloreto de fósforo (POCL3) com o BIS-GMA. Os cloros com cargas parcialmente negativas podem ligar-se ao cálcio dos dentes. Uma explicação plausível para o mecanismo de ação é que a humidade da superfície da dentina faz com que o éster de cloro-fósforo se hidrolise rapidamente. A hidrólise resulta na libertação de HCL. Este forma uma ligação com o cálcio, como indicado anteriormente.

Ao alterar a estrutura da dentina, incluindo a camada de smear layer, o HCl-liberado pode potencialmente ter um impacto na criação de ligações. Este tipo de agente de ligação resulta em ligações com uma resistência de cerca de 3-5 MPa. No entanto, a hidrólise tem um efeito prejudicial na durabilidade.

Muitas colas comercializadas como "segunda geração" baseiam-se em monómeros com grupos fosfato, como a Prisma Universal bond, a Clearfil New Bond (Kuraray) e a Scotch bond (3M).

O ácido fosfórico 2-metacriloxietilfenil (MEP-P), que está presente no Clearfil New Bond, proporciona uma força adesiva de 5-6 MPA.

Um produto que acaba de entrar no mercado requer duas fases de tratamento da dentina para obter aderência. Existem dois líquidos disponíveis.

O primeiro é uma solução aquosa de ácido maleico e HEMA. Ambos os monómeros são hidrofílicos e têm a capacidade de formar ligações estreitas com a dentina húmida.

Devido à capacidade do ácido maleico de interagir com o cálcio, o ácido dissolve a camada de smear layer da dentina e faz com que uma sopa de dentina solubilizada, HEMA e ácido maleico adira firmemente à dentina subjacente. A aplicação de resina activada por luz, que inclui BISGMA, HEMA e activadores de polimerização, constitui o segundo líquido. Para garantir um contacto mais próximo do que seria possível apenas com o BISGMA, o HEMA confere à resina certas propriedades hidrofílicas.

O principal mecanismo de ação do sistema adesivo descrito até agora é a afinidade pelos iões de cálcio.

Todas as técnicas adesivas acima mencionadas proporcionam uma ligação mais forte com o esmalte.

Em certos casos, os grupos reactivos no colagénio adesivo e dentinário podem formar uma ligação direta. No entanto, em comparação com a ligação criada com o cálcio, a contribuição deste tipo de ligação é mínima.

No final da década de 1970, começaram a surgir relatórios sobre o desenvolvimento da primeira tecnologia de ligação à dentina que era suficientemente fiável para eliminar a necessidade de cavidades mecanicamente retentivas. O primeiro sistema baseado em metacrilato de metilo, tributil borano como iniciador e 4 META como composto de ligação foi descrito por Nakabayashi et al.

4- Sistema de resina TBB usando MA/MMA, por exemplo, Super Bond D liner e Amalgabond.

A polimerização neste sistema é induzida pela água. A camada de esfregaço de metacrilato de metilo é deixada intacta e aplicada na superfície da dentina que foi cortada. O monómero entra na dentina por difusão através da camada de esfregaço. Na presença de água, o tributil borano (encontrado na superfície da dentina) divide-se em radicais butilo, que se ligam às moléculas de colagénio e iniciam a reação de polimerização do metacrilato de metilo (cura química). O 4-META é um anidrido mellitico substituído por metacril que quela o cálcio e hidrolisa-se em ácido mellitico.

A quelação aumenta a reticulação e a densidade de enxerto da camada final de compósito de dentina acrílica, reforçando a ligação entre as cadeias de metacrilato de metilo em expansão.

Os materiais de restauração compósitos de polimerização podem copolimerizar-se para formar uma ligação com a dentina e a sua camada de esfregaço, que está embebida em resina hidrofóbica. A ligação é forte e resistente à hidrólise.

Essencialmente, cada um dos sistemas acima mencionados é uma molécula adesiva com a capacidade de formar uma ligação de cálcio.

Está dividida em três categorias.

1. Adesivo à base de fosfato

M-R1

-POYZ

2. Adesivo à base de aminoácidos.

M-R2-N2-R3-COOH

3. Adesivos à base de ácido dicarboxílico

Em cada um destes casos, existe uma atração entre as alterações positivas nos iões de cálcio do dente e as alterações negativas no adesivo.

Adesivo de colagénio:

Enxerto em colagénio:

Certos sistemas adesivos são especificamente concebidos para serem enxertados no componente colagénio orgânico da dentina. A molécula de colagénio pode ter locais de ligação nos grupos hidroxilo, carboxilo, amino e amido. O hidrogénio de qualquer um destes grupos pode ser removido para facilitar a combinação com as substâncias encontradas nos agentes de ligação dentária. Os seguintes compostos podem reagir com um ou mais grupos de colagénio: aldeídos, anidridos de ácidos carboxílicos, cloretos de ácidos carboxílicos e isocianatos.

Um produto depende da reação de adição que ocorre entre os grupos hidroxilo e amina do colagénio e os grupos isocianato.

A cola é constituída por poliuretano de baixo peso molecular com uma grande quantidade de grupos isocianato. Isto resulta numa força de ligação variável à dentina de cerca de 4 MPA, que depende do teor de humidade da superfície da dentina.

A água e os grupos isocianato reagem muito rapidamente.

A reação entre os grupos aldeído e amina, que ocorre facilmente, determina outro produto industrial. Os dois ingredientes activos são o HEMA e o glutaraldeído. Na reação complexa conhecida como ligação, os grupos amina e aldeído reagem para formar uma ligação adesiva e, na superfície da dentina, o glutaraldeído e o HEMA reagem para formar um grupo metacrilato polimerizável que se liga à dentina e tem a capacidade de co-polimerizar a resina de restauração para completar a ligação adesiva. A camada de smear layer tem de ser removida para se obter o melhor resultado possível.

A introdução do sistema GLUMA baseia-se neste facto. Neste caso, a dentina é revestida com uma mistura equimolar de glutaraldeído e HEMA, depois de ter sido limpa de uma camada de esfregaço com uma solução de EDTA. Os túbulos são penetrados pelo glutaraldeído/HEMA a uma profundidade de mais de 300 µm. Ocorre uma reação entre os grupos hidroxilo e o glutaraldeído/HEMA. Como resultado, um monómero hidrofílico humedece completamente a superfície da dentina. O HEMA hidrofílico e a resina composta hidrofóbica estão ligados por uma ponte graduada feita de uma resina intermédia não preenchida que é aplicada na superfície tratada. De acordo com Munnksgaard, a reação ocorre essencialmente quando um grupo amino do colagénio dentinário desmineralizado com EDTA interage e forma ligações covalentes. Outros mecanismos penetram na camada de esfregaço intacta e reagem com o colagénio para formar ligações cruzadas. Para otimizar esta reação, a smear layer é primeiro esvaziada e desidratada com acetona. A porção mais externa da dentina intacta é o único local onde as ligações cruzadas estão presentes.

Além disso, o isocianato tem um grupo metacrilato que pode copolimerizar com a resina composta. A reação extremamente rápida do grupo isocianato, que pode fazer com que o pincel aplicador se arraste na cavidade, prejudica esta abordagem rápida. Desde que haja uma camada de esfregaço ininterrupta a cobrir a dentina cortada, esta técnica sela eficazmente a dentina.

A área fica menos protegida do ataque ácido se a camada tiver sido removida por qualquer razão.

PARÂMETROS QUE AFECTAM O DESEMPENHO CLÍNICO DOS ADESIVOS

- Factores da dentina

- Dente

- Doente

- Material

Factores da dentina:

Inclui as características microestruturais da dentina relacionadas com a esclerose da dentina, o tamanho, o comprimento, a densidade dos túbulos dentinários, a smear layer e a adesão local. A smear layer reduz significativamente o fluxo de fluido dos túbulos dentinários subjacentes e é um pouco porosa. Funciona como uma banda biológica e ajuda a diminuir o desconforto pós-operatório4.

A humidade da dentina, que é influenciada pela densidade e tamanho dos túbulos dentinários, tem um impacto na adesão. O número de túbulos é maior na vizinhança da polpa, e eles constituem uma percentagem significativamente maior do volume dentinário (cerca de 28% de volume ao longo da parede pulpar em comparação com 4% de volume na JDE). Por conseguinte, existe uma maior probabilidade de humedecer imediatamente as superfícies dentinárias cortadas nesta área. Devido à interferência da humidade dos túbulos, as forças de ligação na dentina profunda são frequentemente mais fracas. Um método de ligação à dentina mais recente que contorna este problema utiliza monómeros hidrofílicos para penetrar na humidade da superfície.

Esclerose dentária:

Os odontoblastos procuram selar a dentina através da criação de uma ponte de cristais de hidroxiapatite peritubular em resposta a cáries, traumatismos ou outros estímulos. As alterações escleróticas associadas, mais uma vez, podem ser prejudiciais para a ligação à dentina.

Factores dentários:

a. Tamanho e forma da lesão.

b. Estrutura do esmalte e da dentina.

c. Flexão do dente.

d. Localização do dente.

A área de superfície insuficiente das lesões rasas, em forma de pires, dificulta a retenção adequada e torna impossível que uma quantidade substancial de material restaurador resista à deflexão. Parece que este tipo de restauração é mais propenso a soltar-se durante a flexão do dente. A concentração de tensão ocorre em áreas coladas como resultado de uma flexão crucial causada por forças excêntricas na superfície oclusal.

As restaurações cervicais parecem ser susceptíveis de descolamento devido a estas tensões de flexão, particularmente se não tiverem retenção macro-mecânica.

Localização do dente:

Falha de restaurações cervicais criadas em dentes mandibulares devido a problemas de controlo da humidade; (ou) uma maior inclinação para a flexão dentária em dentes mandibulares, que pode ser novamente causada pela inclinação lingual da coroa e pela menor área de secção transversal dos dentes mandibulares na área cervical.

Factores do doente:

As tensões oclusais são maiores nos seus dentes se tiverem um historial de bruxismo ou oclusão traumática. A investigação clínica revelou uma ligação entre a perda de retenção da restauração cervical e o stress oclusal.

Factores materiais:

O objetivo dos primeiros desenvolvimentos em agentes de ligação à dentina era criar ligações químicas com a estrutura dos dentes. No entanto, a ligação micro-mecânica é o foco atual.

A geração original de DBA destinava-se a formar ligações covalentes com o colagénio ou ligações iónicas com a hidroxiapatite. A natureza hidrofóbica destes polímeros foi limitada pela força de adesão relativa da smear layer à dentina subjacente. A força de adesão variou de 2 a 6 MPa. Para desgastar a dentina subjacente, a nova geração de processos de agentes de ligação tenta permear (ou solubilizar) a smear layer e utilizar monómeros de resina mais hidrofílicos. A eliminação (ou penetração) da camada de smear layer com ácidos orgânicos suaves melhora significativamente a resistência de união. No entanto, dependendo do teor de ácido e da duração da exposição, a dentina pode ficar significativamente desmineralizada e mais fraca. Os tampões de smear layer foram eliminados e a dentina intertubular perto da superfície tornou-se desmineralizada por ácidos fortes. Os monómeros hidrofílicos são aplicados após o condicionamento da dentina, penetrando na dentina intertubular descalcificada e incorporando 1-5 μm de dentina superficial. A principal localização para a adesão dentinária4 parece ser esta zona de transição conhecida como camada híbrida, zona de interpenetração ou zona de interdifusão.

O intervalo da força de ligação foi de 12-22 MPa. Enquanto perfuram a rede de colagénio, os sistemas hidrofílicos parecem manter a sua abertura. A resistência da ligação é ainda influenciada pela contração da polimerização e pela absorção de água do compósito de reparação coberto. Os compósitos de módulo mais elevado com maior teor de carga e macro cargas estão associados a mais falhas de retenção cervical. Por outro lado, os compósitos de macroenchimento com um módulo de elasticidade mais baixo parecem fletir em vez de descolar quando sujeitos a deformação cervical.

ESTRUTURA E COMPOSIÇÃO DO ESMALTE E DA DENTINA

Esmalte:

O esmalte do corpo é o tecido mineralizado mais resistente. Os ameloblastos, que provêm da ectoderme, a camada de germe embrionário, são as células que produzem o esmalte. A coroa anatómica do dente está coberta de esmalte. É mais fina perto da base das fossas, fissuras e da região cervical da coroa e mais espessa sobre a cúspide.[12]

Composição:

O esmalte é composto por materiais orgânicos e inorgânicos. 95% a 98% do seu peso é constituído por material inorgânico. Presente na composição mineral de 90% a 92% em volume, a hidroxiapatite é o principal ingrediente sob a forma de uma rede cristalina. Estão presentes níveis mais pequenos de outros minerais e oligoelementos. Os restantes componentes do esmalte dentário são a água, que representa cerca de 4% do peso, e a matéria orgânica, que representa entre 1% e 2% do volume total. Se estiverem presentes durante o desenvolvimento do esmalte, uma variedade de iões, incluindo estrôncio, magnésio, chumbo e flúor, podem ser absorvidos ou integrados nos cristais de hidroxiapatite. A maior parte do material orgânico é constituída pela proteína não-amelogenina e pela sequência de peptites do polipeptídeo de amelanina rico em tirosina (TRAP), que se encontram fracamente ligados aos cristais de hidroxiapatite. A proteína enamelina é o componente orgânico do esmalte. A permeabilidade do esmalte é facilitada pela dispersão do esmalte entre e sobre os cristais.

Propriedades físicas:

O esmalte é o material mais duro que existe no corpo humano. O grau de dureza varia consoante o local da superfície externa do dente; também diminui para o interior, atingindo o seu ponto mais baixo na JDE. A densidade do esmalte diminui da superfície para a JDE. Com um alto módulo de elasticidade e baixa resistência à tração, o esmalte é um material relativamente frágil que sugere uma estrutura rígida.

Devido ao elevado componente inorgânico, o esmalte tem uma qualidade translúcida e a dentina acrescenta cor, particularmente na região cervical onde o esmalte é mais fino. As variações localizadas de opacidade são causadas por anomalias de maturação e pelos efeitos do ataque carioso;

A gravidade específica é de 2,8 e a gama de dureza é de 200-500 Knoop.

O esmalte permite tanto a penetração parcial como total porque permite seletivamente a passagem de determinados iões e moléculas. As alterações relacionadas com a idade na matriz do esmalte resultam numa diminuição da permeabilidade do esmalte.

Quando o esmalte é colocado num ambiente ácido, dissolve-se, mas não uniformemente. A solubilidade do esmalte aumenta da superfície do esmalte para o DEJ.

A quebra irregular das cabeças e caudas das varetas de esmalte durante o condicionamento ácido resulta numa superfície irregular, com muitos cortes microscópicos. As etiquetas de resina que são criadas nas estruturas das barras de esmalte condicionadas com ácido são o que fixa os compósitos ou os selantes de fossas e fissuras à superfície do esmalte.

Por conseguinte, quando o esmalte é intencional e cuidadosamente sujeito à dissolução ácida das hastes de esmalte para dar esta micro retenção para o compósito ou selante, a estrutura do esmalte pode ser uma vantagem.

Estrutura microscópica do esmalte:

O esmalte humano é constituído por bastonetes com uma cabeça arredondada ou parte do corpo e um segmento de cauda que são curvados transversalmente para formar um padrão repetitivo de prismas interligados. A secção arredondada da cabeça de cada prisma (5 µm de largura) está situada entre as duas porções estreitas da cauda dos prismas vizinhos (5 µm de comprimento). O segmento da cauda está posicionado cervicalmente, enquanto a secção arredondada da cabeça está orientada oclusal ou incisalmente.

Quando os bastonetes de esmalte se deslocam da dentina em direção à superfície do esmalte, terminam a poucos micrómetros da superfície do dente. As hastes seguem um curso ondulado e espiralado, proporcionando uma disposição alternada para cada grupo ou camada de hastes.

Num terço do esmalte, as hastes curvam-se na direção da junção dentina-esmalte.

Os bastonetes tomam então uma rota mais direta para a superfície do esmalte através dos restantes dois terços do esmalte. Para além destas estruturas minúsculas, o esmalte também contém lamelas, que são aumentos localizados de curta ou longa duração no tamanho da bainha dos bastonetes.

As estruturas hipo-mineralizadas, conhecidas como tufos de esmalte, são compostas por material inter-radicular e hastes de esmalte, e estendem-se a partir da junção dento-esmalte entre grupos vizinhos de hastes de esmalte. Os processos odontoblásticos chamados fusos do esmalte atravessam a junção dentino-esmalte e entram no esmalte.

Defeitos finos, semelhantes a folhas, denominados lamelas de esmalte, vão desde a superfície do esmalte até à junção dentino-esmalte. Encontram-se entre grupos de bastonetes de esmalte.

A superfície do esmalte é, por si só, uma área micro morfológica e quimicamente complicada. O desenvolvimento de interacções entre os biomateriais dentários e o esmalte tem sido grandemente ajudado pela compreensão das características micro morfológicas do material, bem como das suas qualidades biofísicas e fisiológicas.

DENTIN

Em quase todo o comprimento do dente, a dentina constitui a maior parte da estrutura dentária. Na raiz anatómica e na coroa anatómica, respetivamente, o cemento e o esmalte cobrem externamente a dentina. A dentina forma as paredes internas da cavidade pulpar.

Os odontoblastos formam a dentina. A superfície pulpar é sempre coberta pela camada mais recente de dentina a formar-se. Predentina é o nome dessa zona de dentina não mineralizada que está localizada ao lado dos corpos celulares dos odontoblastos. A dentina primária é a dentina que dá ao dente a sua forma inicial.

A deposição de dentina continua a um ritmo reduzido, mesmo na ausência de estímulos externos claros, depois de a dentina principal ter sido criada e o dente ter irrompido; esta dentina é referida como dentina secundária. Em comparação com a dentina primária, os túbulos na dentina secundária seguem um padrão direcional distinto.

Os odontoblastos de substituição, também conhecidos como odontoblastos secundários, criam dentina reparadora (dentina terciária) em resposta a estímulos de nível moderado, incluindo atrito, abrasão e erosão, trauma, cáries dentárias de taxa moderada e alguns tratamentos cirúrgicos. Normalmente, a área do dente que foi lesionada aparece imediatamente perto da parede da cavidade pulpar, exibindo um depósito localizado de dentina.

Os processos odontoblásticos que são afectados por estímulos ligeiros aplicados à dentina podem morrer juntamente com os odontoblastos que estão ligados a eles. Estas secções de dentina, que vão desde a superfície exterior da dentina até à polpa, são designadas por trajectos mortos.

O envelhecimento ou uma ligeira irritação podem levar a uma dentina esclerosante, que altera a composição da dentina principal. A partir da junção dentino-esmalte localizada na polpa, a dentina peritubular alarga-se e preenche progressivamente os túbulos com material calcificado. Estas regiões são menos sensíveis, mais densas, mais resistentes e mais capazes de proteger a polpa de outras irritações.

A esclerose relacionada com a idade é conhecida como "esclerose fisiológica da dentina", enquanto a esclerose relacionada com a irritação ligeira é conhecida como "esclerose reactiva da dentina". Uma região mais radiopaca na forma de S dos túbulos é um sinal radiográfico comum da esclerose dentinária reactiva. A expressão "dentina eburnada" descreve a camada exterior da dentina esclerótica reactiva quando a estrutura dentária que anteriormente cobria o dente foi destruída por cáries graduais, deixando para trás uma superfície dura, enegrecida e facilmente lavável.

Estrutura:

Os túbulos dentinários, que são pequenos canais que percorrem toda a extensão da dentina, desde a junção dentino-esmalte ou dentinocementária até à polpa, constituem a dentina. O processo celular citoplasmático de um odontoblasto, também conhecido como fibra de Tome, encontra-se em todos os túbulos. A dentina peritubular, que é mais mineralizada do que a dentina intertubular à sua volta, reveste cada túbulo dentinário.[12]

Nas junções dentino-esmalte ou dentinocementária, a área de superfície da dentina é significativamente maior do que no lado da cavidade pulpar. Os túbulos são espremidos uns contra os outros à medida que os odontoblastos criam dentina movendo-se para dentro em direção à polpa. Nas junções dentino-esmalte, o número de túbulos aumenta de 15.000 a 20.000/mm^2 para 45.000 a 65.000/mm^2 na polpa. Da junção dentino-esmalte até a superfície pulpar, os lúmens dos túbulos também mudam. O diâmetro médio dos túbulos na dentina coronal é de 0,5 a 0,9 μm perto da junção dentino-esmalte, mas aumenta para 2 a 3 μm em direção à polpa.

Na coroa do dente, os túbulos dentinários seguem uma modesta curva em S; no entanto, nas regiões das cristas incisais, cúspides e raízes, os túbulos são mais retos. As conexões dentino-esmalte e dentinocementária são perpendiculares às extremidades dos túbulos. Existem pequenas aberturas laterais chamadas canalículos ao longo das paredes dos túbulos. Os ramos secundários laterais do processo odontoblástico estendem-se para os canalículos à medida que se deslocam da célula da polpa para a junção dentino-esmalte. Esses ramos parecem interagir com extensões laterais de processos odontoblásticos vizinhos. Os túbulos dividem-se em muitos ramos terminais perto da junção dentino-esmalte, criando uma rede de anastomoses e intercomunicação.

Composição química:

A dentina humana é composta por cerca de 20% de material orgânico, 5% de água e outras substâncias. Os restantes 75% são constituídos por material inorgânico. Em comparação com o esmalte, a dentina tem um conteúdo mineral mais elevado do que o cemento ou o osso. À medida que as pessoas envelhecem, a sua dentina torna-se mais rica em minerais. O principal constituinte da fase mineral é a forma cristalina da hidroxiapatite. O principal componente da fase orgânica da dentina é o colagénio.

É difícil aderir aos túbulos dentinários porque estes estão frequentemente preenchidos com processos odontoblásticos e fluido dentinário. Além disso, o colagénio de tipo I predomina nas fibras de colagénio, com vestígios de colagénio de tipo IV. Têm grupos de superfície que são carboxilo, amino e hidroxilo. Outros componentes não colagénicos incluem osteocalcinas, sialoproteínas e fosfoproteínas da dentina.

Propriedades físicas:

A idade do dente afecta a espessura da dentina. A espessura aumenta com a idade em relação aos grupos etários mais jovens. A quantidade de dentina no sucessor permanente comparável é metade da dos dentes decíduos.

A quantidade de dentina intertubular, peritubular, secundária e esclerótica na superfície do substrato pode variar muito, dependendo da profundidade da preparação. A dentina está saturada com oxigénio e água; a quantidade de água muda novamente dependendo do tipo de dentina.

Resistência à fadiga:

Embora as fibrilhas de colagénio estejam orientadas circunferencialmente à volta dos túbulos, estão normalmente dispersas de forma aleatória na dentina intertubular5. Existe uma maior probabilidade de o crescimento de microfissuras ser retardado durante a função quanto mais aleatoriamente as fibrilhas estiverem distribuídas. Se a resina e as fibrilhas de colagénio estiverem intimamente associadas, então, durante a função, esta ligação sofrerá tensões e deformações e poderá eventualmente mostrar sinais de fadiga. Se não existir uma verdadeira ligação, as fibrilas de colagénio e a resina podem eventualmente ficar fatigadas independentemente uma da outra.

Microdureza:

De acordo com Pashley et al., quando a dentina foi examinada das áreas superficiais para as profundas, a sua microdureza diminuiu. Kinney et al. utilizaram um microscópio de força atómica (AFM) modificado para demonstrar que a diminuição da rigidez da matriz dentinária intertubular, tal como observado por Pashley et al.[14]

Elasticidade:

A dentina mineralizada tem uma resistência máxima de 45 a 138 MPa (cisalhamento) ou 230 a 370 MPa (compressão), e é relativamente rígida (módulo de elasticidade de 14 a 19 GPa). Após o condicionamento ácido, as fibrilas de colagénio da matriz dentinária desmineralizada são expostas quando a fase mineral da superfície dentinária, algumas proteínas não colagénicas e algumas proteínas removidas são solubilizadas.

Como resultado, a dentina sofre uma transformação significativa; a matriz dentinária desmineralizada torna-se incrivelmente maleável e macia. A matriz dentinária desmineralizada húmida tem um módulo de elasticidade que é apenas de aproximadamente 5 MPa, o que é mais de 1000 vezes inferior ao da dentina mineralizada.

Esta baixa rigidez tem uma consequência clínica, na medida em que torna a rede de fibrilas mais propensa a colapsar durante a secagem ao ar, o que dificulta a absorção de monómeros adesivos.

Permeabilidade:

A facilidade com que uma substância pode entrar ou passar através de uma barreira de difusão é referida como permeabilidade. É necessário ter em conta duas formas de permeabilidade dentinária. A sensibilidade ou dor dentária é causada pelo fluxo de fluido dentro da permeabilidade intratubular dos túbulos dentinários.

Outro exemplo de permeabilidade dentinária intratubular é a difusão de materiais através de túbulos cheios de fluido dentinário para alcançar a polpa.

A dispersão do monómero na dentina intertubular desmineralizada é o segundo tipo significativo de permeabilidade dentinária. Chamamos-lhe permeabilidade dentinária intertubular.

A desmineralização da dentina intertubular é necessária para a criação da camada híbrida, porque revela as fibrilas de colagénio da matriz dentinária e fornece um canal de difusão para a penetração do monómero. Existem espaços entre estas fibrilhas que têm cerca de 15 a 20 □m de largura e que eram anteriormente ocupados por cristalitos de apatite. Após o condicionamento ácido e o enxaguamento com água, estas lacunas são preenchidas com água e pensa-se que permanecem entre 15 e 20 □m de largura. Para que o monómero adesivo penetre na matriz dentinária desmineralizada, tem de se difundir através destes espaços vazios.

Um exemplo de permeabilidade intertubular na dentina desmineralizada é o fluxo do monómero de resina para estes canais ou poros finos, contínuos, ligados e longos. Para que o esmalte desmineralizado e a dentina hibridizem, a infiltração óptima do monómero requer que a permeabilidade do substrato seja mantida tão elevada quanto possível.

Um exemplo de permeabilidade dentinária intratubular é a penetração do monómero de resina nos túbulos dentinários para produzir etiquetas de resina hibridizada na dentina intratubular. Para a adesão à dentina, ambas as formas de permeabilidade dentinária são cruciais.

SISTEMAS DE COLAGEM DE ESMALTE

O tipo mais comum de tecnologia de colagem de esmalte consiste na aplicação de uma mistura líquida de monómero acrílico - vazia ou ligeiramente cheia - ao esmalte gravado com ácido, entrando o monómero nos espaços dentro e entre as barras de esmalte.[14]

O maior avanço na medicina dentária nos últimos trinta anos foi feito em 1955 pelo dentista de Nova Iorque, Dr. Michael Buonocore. Ele descobriu que mergulhar o dente numa solução ligeiramente ácida antes de aplicar a resina na superfície do esmalte podia aumentar significativamente a força de ligação entre a resina acrílica e o esmalte humano. A única razão pela qual o condicionamento foi bem sucedido foi devido às propriedades morfológicas do esmalte. Este é constituído por grupos de prismas e varetas que parecem irradiar para o exterior a partir do centro do dente. O esmalte interprismático é a substância que envolve cada um destes prismas distintos e actua como uma argamassa entre eles. O facto de existir tipicamente uma diferença na resistência do esmalte interprismático e dos prismas de esmalte ao ataque ácido é um feliz acidente da natureza. Por conseguinte, o Dr. Buonocore determinou que existe uma diferença na taxa de corrosão entre as duas secções da superfície do esmalte quando lhe é aplicada uma solução ácida fraca. O efeito final é uma superfície que apresenta buracos e irregularidades. Verificou-se que o esmalte contém entre 1% e 2% de espaço em volume, para além da presença de prismas de esmalte. No entanto, isto indica que existe muito pouca porosidade no esmalte. O processo de ligação também é influenciado por estas porosidades. Como resultado, a força de ligação obtida através do condicionamento diferencial é aumentada.

Agentes de gravação:

- Ácido fosfórico: uma concentração na gama de 30% a 50%, sendo 37% a concentração mais frequentemente fornecida.

- Ácido pirúvico: Pode ser um bom substituto do ácido fosfórico. No entanto, as soluções de ácido pirúvico nem sempre permanecem estáveis.

- Um ácido alfa-cetocarboxílico

Padrão de gravura:

São produzidos três padrões fundamentais de gravura quando as soluções de condicionamento são aplicadas ao esmalte humano:

TIPO I (gravura de núcleo):

Este padrão, que tem um aspeto de favo de mel, é produzido quando o centro dos prismas, e não o esmalte interprismático (ou seja, o material do núcleo do prisma), é preferencialmente removido. Isto deixa as periferias do prisma praticamente intactas. As crateras neste tipo de condicionamento têm tipicamente uma largura média de 5 microns. Ao escolher o agente de cimentação para os procedimentos de ligação e fusão, esta informação é especialmente importante. Simplificando, nenhuma partícula de carga maior do que isso seria capaz de passar através da superfície do esmalte.

TIPO H (Gravura periférica):

Este tipo de gravura ocorre quando o esmalte interprismático sofre uma erosão mais rápida do que o núcleo do prisma, o que significa que o núcleo do prisma permanece praticamente intacto enquanto as partes periféricas dos prismas se dissolvem mais rapidamente. O efeito é um aspeto de pedra de calçada.[15]

TIPO-III (Padrões mistos):

Quando o esmalte a ser gravado é feito de uma massa homogénea em vez da estrutura prismática mais típica, é produzido um padrão de gravação como este.

Um único estrato é frequentemente visível na camada mais externa dos dentes decíduos. A aplicação de um condicionamento ácido apenas reduz o volume do esmalte, uma vez que a camada externa é uniforme em estrutura; não produz o condicionamento diferencial necessário para a adesão. Como o tipo de padrão HI impede que a resina agarre o esmalte, a adesão pode ser difícil. O esmalte sem prisma também pode ser encontrado nos dois terços cervicais das coroas dos molares e pré-molares, para além dos dentes decíduos. Ao utilizar retentores de ligação direta, o dentista pretende obter a maior força de ligação nestas zonas. Normalmente, apenas os 13-20 microns exteriores do esmalte constituem este esmalte sem prisma. Ao empregar o próprio condicionador, é possível gravar para além desta camada sem prisma, bem como tornar a superfície exterior mais áspera e desintegrada. Vinte microns são removidos da profundidade da alteração histológica após 60 segundos de tratamento com ácido ortofosfórico a 30%. Um dos outros três padrões de corrosão é tipicamente visto na estrutura subjacente depois de 20 microns de esmalte terem sido removidos da superfície.

Vantagens da gravura:

A gravação provoca um aumento maciço da energia de superfície, o que torna a superfície mais molhável. A área de superfície que pode ser ligada é aumentada através da gravação. A elevada resistência de ligação de 18-22 MPa deve-se a uma melhor ligação mecânica. Esta forte ligação é o resultado de uma retenção micromecânica direta. Isto pode ser explicado pelo facto de os poros no esmalte crescerem após o condicionador ter tornado a superfície do esmalte áspera. Uma vez que estes poros se ligam frequentemente entre si, o seu alargamento permite tanto a interligação destes tags de resina como a penetração da subsuperfície do esmalte por moléculas de resina relativamente maiores. Os tags de resina devem interligar-se com as falhas da superfície gravada para proporcionar uma ligação mais forte ao esmalte. Os MACROTAGS são tags de resina que crescem nos espaços entre os perímetros do esmalte.

Uma rede muito mais fina, composta por milhares de minúsculas etiquetas na extremidade de cada haste, onde as criptas delineadas por restos de material orgânico foram deixadas para trás após a desintegração dos cristais individuais de hidroxiapatite. Referimo-nos a estas pequenas etiquetas como MICROTAGS. A ligação micromecânica baseia-se em microetiquetas e macroetiquetas. Devido à sua maior quantidade e excelente área de superfície de contacto, as microetiquetas são significativas. Uma vez que a fratura ocorre no pescoço das etiquetas, o comprimento das macroetiquetas é irrelevante. A maioria dos macro-tags tem apenas 2-5 micrómetros de comprimento. A ligação mecânica entre a resina e o esmalte é reforçada pela gravação. Esta é a base para uma série de procedimentos dentários de ponta, incluindo retentores metálicos ligados a facetas laminadas de porcelana e a brackets ortodônticos. O condicionamento ácido melhora o selamento marginal, prevenindo largamente a descoloração marginal causada pela fuga interfacial. Isto serve de base a numerosos tratamentos dentários de vanguarda, incluindo brackets ortodônticos, facetas laminadas de porcelana e retentores metálicos ligados a resina. O condicionamento ácido melhora, assim, o selamento marginal, evitando em grande medida a descoloração marginal devida à fuga interfacial.

Agentes de colagem de esmalte:

A forma mais comum de sistemas de ligação de esmalte é a aplicação de uma mistura líquida de monómero acrílico - vazia ou ligeiramente preenchida - ao esmalte condicionado por ácido12. O monómero entra nos espaços dentro e entre as barras de esmalte. No passado, vários metacrilatos, como o bis-GMA e o TEGDMA, foram combinados para criar agentes de ligação ao esmalte, de modo a controlar a viscosidade. Desde que se limitem ao esmalte, estas resinas bastante hidrofóbicas funcionam bem, uma vez que o esmalte pode ser mantido relativamente seco.

APLICAÇÃO DA TÉCNICA DE CORROSÃO ÁCIDA:

É frequentemente aplicado em obturações compostas para ajudar na retenção e para diminuir ou parar as micro-fugas.

O procedimento de condicionamento ácido tomou o lugar da incrustação de ouro como o método preferido de tratamento de cavidades de classe IV, a fim de restaurar a função e as características do dente. Neste caso, quantidades significativas de material dentário que teriam sido perdidas durante a preparação da cavidade são preservadas devido à utilização de um sistema adesivo.

Os dentes que foram enfraquecidos pela preparação da cavidade também podem ser reforçados ou unidos por resinas de ligação utilizando o procedimento de condicionamento ácido. Em comparação com um dente não preparado, um dente com uma cavidade preparada é mais fraco. A fratura sob tensão é a mais provável de ocorrer. Embora a utilização de uma substância adesiva reforce o dente e ajude a minimizar a fratura da cúspide, a restauração com uma restauração não adesiva tem um efeito benéfico mínimo na resistência do dente.

SELANTES DE FOSSAS E FISSURAS

As condições e métodos de instalação iniciais são críticos para o sucesso dos selantes de fissuras. Antes de aplicar o selante, o esmalte tem de ser cuidadosamente gravado, limpo e seco, de modo a obter uma boa criação de marcas de resina.

Desde o desenvolvimento do processo de condicionamento ácido, as resinas têm sido frequentemente utilizadas para a fixação de brackets em ortodontia. Os compósitos estão a tornar-se cada vez mais comuns para a fixação de pontes, como as pontes Maryland e Rochette, graças aos processos de condicionamento ácido. a aplicação de facetas labiais de porcelana ou acrílico para tratar zonas do corpo descoloradas, com descoloração ou malformadas.

BIOCOMPATIBILIDADE;

Tecido pulpar:

Quando é aplicado sobre o esmalte, não há risco de irritação pulpar. No entanto, existe um risco de inflamação pulpar quando são posicionados sobre a dentina ou tecidos cementários. Quanto mais próximo o ácido estiver da polpa, mais forte é o ácido utilizado e quanto mais tempo for aplicado, maior é o risco. Por isso, quando a dentina ou o cemento podem entrar em contacto com o ácido, o condicionamento deve ser aplicado com precaução.

Tecidos gengivais:

Os danos no tecido gengival não são problemáticos quando se utilizam procedimentos clínicos padrão. No entanto, a exposição do tecido gengival a até 50% de ácido ortofosfórico pode causar irritação gengival. Tem o mesmo aspeto de uma pastilha de aspirina.

Para o dente:

O condicionamento prolongado pode levar à perda de esmalte superficial rico em flúor, o que pode aumentar a suscetibilidade do esmalte vizinho à descalcificação do esmalte, uma condição comummente observada em ortodontia. O desafio de aderir clinicamente ao esmalte deve surgir. Isto não exclui, no entanto, a possibilidade de uma restauração ligada ao esmalte falhar; a falha coesiva da cola da restauração ainda é uma possibilidade. Da mesma forma, devido ao facto de não existir uma ligação suficiente entre a resina e os componentes metálicos ou cerâmicos da restauração, estas restaurações podem não aderir tão bem.

CAMADAS DE PELÍCULAS

Van Leeuwenhoek referiu em 1677 que as smear layers poderiam ocluir a estrutura tubular da dentina e do osso, embora não se tenha referido a elas como smear layers. Boyde et al. descreveram mais recentemente a smear layer dentinária. Eick et al. demonstraram que a composição da smear layer é constituída por material orgânico com enxofre, azoto e carbono, para além de cálcio e fosfato. Apresenta um aspeto rugoso e manchado, com orifícios tubulares obliterados, quando observada num MEV. É constituída por diferentes concentrações de germes, saliva, sangue, colagénio desnaturado e partículas de esmalte e dentina.

A dentina a partir da qual a smear layer é gerada reflecte-se na sua composição. Como resultado, a camada de esfregaço na dentina normal superficial pode assemelhar-se à dentina intertubular em termos de composição, enquanto a composição da camada de esfregaço na dentina profunda indicaria um menor grau de mineralização nesta última. De forma semelhante, as camadas de esfregaço feitas em dentina cervical afetada por cáries e esclerótica exibem níveis mais elevados de Whitlockite, exatamente como acontece com este tipo de dentina.

Uma vez que a smear layer cobre um grande número de túbulos dentinários com detritos conhecidos como smear plugs, obstrui muitos deles e funciona como uma ligadura natural sobre a superfície danificada. Durante a instrumentação rotativa, a espessura da smear layer varia de acordo com o grau de humidade ou secura da dentina. Tem uma espessura de cerca de 1-5 ▢m. O método utilizado para cortar a superfície afecta a forma, a espessura e a composição da smear layer; os depósitos mais espessos são produzidos quando se utilizam abrasivos diamantados grosseiros a seco.

A camada de esfregaço tem 2 fases:

- Uma fase sólida - Constituída por resíduos de corte.

- Uma fase líquida - Constituída por canais tortuosos cheios de fluido à volta dos detritos de corte.

Relativamente ao tratamento da smear layer, existem duas escolas de pensamento. Algumas pessoas pensam que a smear layer é uma vantagem clínica porque funciona como um revestimento natural e eficaz da cavidade que fecha os túbulos dentários e reduz a permeabilidade. Há quem defenda que a smear layer deve ser removida, uma vez que causa problemas à aderência dos ingredientes adesivos e actua como um terreno fértil para bactérias e toxinas bacterianas. De acordo com um estudo, depois de ter aderido firmemente à dentina, a camada de esfregaço soltou-se e foi substituída por fluido e germes numa questão de semanas.

Uma das várias possibilidades para a camada de esfregaço deve ser levada em consideração para unir quimicamente um sistema de restauração à estrutura dentária. Um dos cinco métodos seguintes é utilizado para gerir a smear layer para os químicos de ligação à dentina atualmente existentes no mercado:

- Absolutamente nenhum tratamento: O químico de ligação à dentina é aplicado diretamente na camada de esfregaço, que permanece intacta.

- A dissolução da smear layer é um fator que contribui para a ligação química do agente de ligação à dentina. Implica a modificação da camada de smear layer.

- A camada de smear layer é removida: o agente de ligação à dentina desenvolve uma adesão química diretamente à dentina não danificada.

- A adesão putativa da smear layer à dentina é melhorada por este procedimento. Este método de tratamento das "smear layers" implica a sua remoção e a sua substituição por diferentes agentes mediadores.

SISTEMAS DE COLAGEM DE DENTINA

Sistema de colagem dentária:

O agente de ligação (adesivo), o primário e o condicionador (condicionador) constituem o sistema adesivo dentário.

Uma mistura líquida de monómero acrílico não preenchida (ou ligeiramente preenchida) é aplicada a uma superfície de dentina que tenha sido preparada e condicionada com ácido em sistemas de ligação de dentina. Os monómeros hidrofílicos, como o metacrilato de 2-hidroxietilo (2-HEMA ou HEMA), são necessários para que o primário de ligação molhe prontamente as superfícies de dentina hidrofílicas com alguma humidade. A ligação micromecânica à dentina intertubular (entre os túbulos) ao longo da superfície da dentina cortada é o principal método para alcançar a força de ligação, mesmo quando o primário e/ou o agente de ligação podem fluir para os túbulos dentinários. Apesar de várias técnicas de ligação à dentina terem sido concebidas para permitir que a dentina sofra reacções químicas, isto não demonstrou ter um grande impacto na resistência da ligação final. Assume-se geralmente que a ligação mecânica é responsável por pelo menos 90% da resistência da ligação à dentina12.

Uma camada de detritos severamente deformada, por vezes conhecida como "smear layer", é deixada para trás quando a dentina é preparada mecanicamente, cobrindo a superfície e escondendo as estruturas subjacentes. A smear layer da dentina estava diretamente relacionada com os primeiros métodos de ligação da dentina, que eram de natureza hidrofóbica. Uma vez que a resistência da ligação entre a camada de smear layer e a dentina sã é de 6 MPa, conclui-se que as resistências de ligação ao macro-cisalhamento eram inferiores a esse valor. A camada de smear layer foi eliminada durante o primeiro procedimento de condicionamento da dentina, embora a dentina tenha sido frequentemente sobre condicionada. Foram alcançadas resistências de ligação de dez a doze MPa, que não aumentaram significativamente até os sistemas de ligação terem sido submetidos a modificações químicas para se tornarem dezoito a vinte MPa mais hidrofílicos. Com um condicionamento cuidadoso da dentina, foi criada dentina intertubular - alívio micromecânico para a ligação dos túbulos - sem desmineralizar indevidamente a dentina peritubular.

As forças de ligação aumentaram para 22-35 MPa quando foram utilizados primários hidrofílicos em conjunto com eles. Uma vez que a dentina é mais resistente à fratura por cisalhamento do que o esmalte, o limite teórico para a resistência do sistema de ligação à dentina pode ser mais elevado (80 a 100 Mpa). O limite clinicamente significativo da ligação à dentina ainda é desconhecido. No entanto, o tempo de vida clínico da ligação à dentina pode não ser tão longo como o do esmalte devido ao maior teor de água da dentina. Como se pode ver na ilustração, o objetivo da ação de priming nos sistemas de adesão à dentina é preencher os espaços criados pelos cristais de hidroxiapatite dissolvidos, penetrando na dentina intertubular e em qualquer camada de smear layer remanescente. Desta forma, o colagénio da dentina pode ser envolvido por uma rede interpenetrante de monómeros acrílicos. Esta camada produz o que Nakabayashi designou por zona híbrida (também conhecida como zona de interdifusão ou zona de interpenetração) depois de polimerizada. A química específica de um sistema de ligação irá determinar a profundidade da camada híbrida; pode variar entre 0,1 e 5 $\square$m. Estes sistemas mostram que é possível uma ligação mais forte à dentina e indicam um futuro promissor para os sistemas de ligação. Se esta zona de dentina descalcificada não for preenchida (ligada) por um sistema de ligação, pode constituir uma camada ou zona enfraquecida que contribua para a fratura. Além disso, a extensão do efeito do condicionamento ácido na resistência das fibras de colagénio ainda não é conhecida.

O metacrilato de hidroxietilo é um componente crucial do primário em vários sistemas de ligação à dentina (HEMA). Esta molécula é semelhante ao metacrilato de metilo, mas em vez de um éster metílico pendente para o tornar hidrofílico, tem um grupo éster etoxi. Crucialmente, tem uma propensão para causar uma sensibilidade ligeira e é algo variável. Para reduzir o contacto com os vapores de HEMA, deve ser utilizada uma evacuação de grande volume ao aplicar primários e agentes de ligação.

Tradicionalmente, a colagem tem sido efectuada em três fases (sistemas de três componentes). Ao fundir as funções de várias fases, o número de etapas (condicionamento, preparação e colagem) foi reduzido no final da década de 1990. Foram concebidos métodos de dois componentes que utilizavam o condicionamento ácido e a colagem ou o condicionamento primário e o condicionamento ácido. Neste último caso, o componente inicial do sistema era referido como o primário autocondicionante. Normalmente, isto é conseguido através da utilização de monómeros ácidos, que quebram ou dissolvem a smear layer, dissolvem a hidroxiapatite nos túbulos e na zona intertubular e depois polimerizam para criar uma zona híbrida. Independentemente do método utilizado para criar o sistema de dois componentes, foi normalmente necessária uma quantidade substancial de solvente para co-solubilizar o agente modificador. Os sistemas diferem muito em termos de níveis de solvente; no entanto, variam normalmente entre 65% e 90% de solvente. A escolha dos sistemas de solventes, como o etanol ou a acetona com água, tem um impacto na eficiência da molhagem.

A manutenção da hidratação da dentina é fundamental para que as técnicas de ligação criem efetivamente uma camada híbrida. A dentina que foi enxaguada e seca após a preparação do dente ou procedimentos específicos de condicionamento ácido tem frequentemente camadas superficiais de dentina que estão desidratadas. Os cristais de hidroxiapatite já não são vistos entre as fibras de colagénio na dentina condicionada. Esta é constituída por água e pelo colagénio residual. A desidratação, deliberada ou não, provoca o colapso da esponja de colagénio residual, dando origem a um tapete de moléculas de colagénio e à exclusão dos monómeros necessários para a criação de uma camada híbrida. Por este motivo, a dentina condicionada tem de ser propositadamente re-hidratada ou mantida húmida.

Podem ser utilizados agentes rehidratantes ou um pedaço de algodão húmido ou uma ponta de aplicador aplicados nas superfícies durante cerca de 10 segundos para conseguir a rehidratação. A humidade insuficiente da dentina impedirá a formação da camada híbrida e também impedirá o sistema de ligação de selar e unir. Pensa-se que a falha prematura de muitos sistemas de ligação à dentina durante o início dos anos 90 foi causada pela falta de medidas adequadas a este respeito em muitas instruções de ligação.

CRITÉRIOS PARA UM SISTEMA IDEAL DE LIGAÇÃO À DENTINA

- Necessita de oferecer imediatamente uma ligação forte e duradoura com a dentina.

- Deve ser compatível com os tecidos dentários e ter uma força de ligação à dentina comparável à do esmalte, minimizando simultaneamente a microinfiltração nos bordos das restaurações.

- A prevenção de cáries recorrentes e da descoloração marginal é importante. Deve também ser simples de aplicar e não ser muito sensível à técnica.

- Tem de ter um prazo de validade decente

- Deve funcionar bem com uma variedade de resinas.

- Se o sistema se destinar a ser utilizado com restaurações indirectas, utilize uma resina com uma espessura de película baixa (> 20 mm).

- Quando aplicados numa superfície húmida, não apresentam qualquer diminuição da força de ligação e há poucas probabilidades de os doentes ou os operadores ficarem sensibilizados.

CONDICIONAMENTO DO SUBSTRATO DENTINÁRIO

Qualquer modificação da dentina efectuada após o corte dos detritos dentinários, também conhecida como smear layer, é referida como condicionamento da dentina. O condicionamento da dentina tem como objetivo produzir uma superfície que possa aderir a um agente de ligação à dentina micromecanicamente e potencialmente quimicamente.

Os principais resultados do condicionamento da dentina podem ser divididos em duas categorias:

     a. alterações físicas e

     b. alterações químicas.

As alterações físicas são principalmente:

- Modificações na espessura e morfologia da camada de esfregaço.

- Modificações na forma dos túbulos dentinários

As alterações químicas são principalmente:

- Alteração da percentagem de matéria orgânica

- Descalcificação do componente inorgânico

A permeabilidade da dentina geralmente aumenta quando a camada de smear layer é removida. As partículas minúsculas da camada de smear layer têm uma elevada relação superfície/volume. Quando comparadas com a dentina não danificada, as partículas desintegram-se mais rapidamente. A perda da smear layer da dentina exposta e dos tampões de smear no interior dos túbulos resulta numa maior permeabilidade e sensibilidade. Para evitar a patologia associada ao aumento da permeabilidade dos túbulos dentinários e para prevenir a sensibilidade, a dentina condicionada deve ser selada para o sucesso clínico.[16]

O condicionamento da dentina pode ser efectuado por vários meios.

Produtos químicos

- Ácidos.

- Quelantes de cálcio

Térmica

- Lasers

Mecânica

- Abrasão.

Condicionadores ácidos:

Modo de ação dos condicionadores químicos:

Foi proposto que os cristalitos de apatite se distribuem por todas as regiões das matrizes de colagénio mineralizadas e não apenas em torno das fibrilas de colagénio. A maioria das apatitas é constituída por Ca 10 (Po4) X2, em que X pode ser carbonato, fluoreto ou iões hidroxilo. O tipo predominante de ião fosfato é a forma trivalente, não protonada. Por este motivo, a apatite é um excelente tampão de iões de hidrogénio. Uma vez que tanto a apatite como o colagénio podem absorver iões de hidrogénio de soluções ácidas - quer como subprodutos do metabolismo bacteriano, quer como resultado de condições ácidas induzidas terapeuticamente - pode-se argumentar que a dentina intertubular é um material tampão sólido. O fosfato trivalente absorve iões de hidrogénio, o que faz com que as espécies de fosfato protonado deixem de encaixar na rede cristalina da apatite. Como resultado, as redes quebram-se e partem-se em fluidos próximos. As fibrilas de colagénio subjacentes tornam-se acessíveis à medida que os cristalitos se quebram, e estas fibrilas podem também absorver iões de hidrogénio. A fase líquida do condicionador preenche as porosidades perifibrilares que eram anteriormente ocupadas pelos cristalitos de apatite à medida que o condicionamento ácido se move para a dentina intertubular. A dentina é desmineralizada pelos condicionadores ácidos até uma profundidade mínima de 2-5 □m.

Os factores que limitam a profundidade da desmineralização são:

- Tipo de ácido

- Tempo de gravação

- Força do ácido

- Capacidade tampão da dentina.

Devido à hiper mineralização ou à criação de formas de fosfato de cálcio mais resistentes ao ácido, a profundidade da desmineralização na dentina cervical esclerótica é limitada.

Efeito dos condicionadores químicos:

Ao remover a smear layer, aumentam a microporosidade da dentina intertubular, expondo uma estrutura microporosa constituída por fibrilas de colagénio. A desmineralização leva ao colapso desta matriz de colagénio, uma vez que esta é frequentemente mantida pela porção dentinária inorgânica. As fibrilas de colagénio expostas na dentina intertubular estão irregularmente orientadas e frequentemente revestidas por uma fase amorfa que varia em espessura e tem um número reduzido de microporosidades. Apesar de os agentes condicionadores com sílica deixarem partículas de sílica persistentes na superfície, não parece que a sílica obstrua as microporosidades intertubulares. Estruturas fibrosas que são provavelmente restos de processos odontoblásticos podem ocasionalmente ser arrastadas para fora dos túbulos e espalhadas pela superfície. Os condicionadores ácidos agressivos e os ácidos hipertónicos têm a tendência de remover as fibras de colagénio da dentina intacta ou não danificada, deixando para trás uma área submicrónica conhecida como hiato. À medida que o agente condicionador se torna mais agressivo, pode formar-se um sulco circunferencial na abertura do túbulo, dividindo a dentina intertubular circundante de um manguito de dentina peritubular mineralizada.

Uma alternativa seria dissolver totalmente a dentina peritubular mineralizada para criar uma estrutura em forma de funil. Vários ácidos foram estudados no passado como condicionadores de dentina. Estes consistem nos ácidos cítrico e nítrico, pirúvico, clorídrico, oxálico e fosfórico.

Durante o condicionamento, os iões de hidrogénio destes ácidos penetram na dentina. Assumindo que, à temperatura ambiente, o coeficiente de auto-difusão dos iões de hidrogénio em solução livre é 1×10^6 cm^2 /seg. A raiz quadrada do produto do coeficiente de difusão do hidrogénio e do tempo pode ser usada para determinar a distância a que os iões de hidrogénio se podem difundir na dentina. Além disso, como a dentina limita a difusão dos iões de hidrogénio, não se difunde tanto como previsto. A conversão do carbonato em dióxido de carbono e a libertação de cálcio e fosfatos provocam reacções superficiais intensas. É possível que estes produtos sejam libertados mais rapidamente do que podem difundir-se para fora do local, formando produtos de reação que podem impedir a penetração de mais protões. Além disso, a migração para o interior das proteínas pode ser restringida por soluções hipertónicas quando estas atraem osmoticamente o fluido da dentina para a superfície.

A adesão pode ser facilitada por vários processos, incluindo a desmineralização da matriz dentinária e a eliminação da smear layer.

São eles

- A matriz da dentina é exposta e os resíduos soltos da camada de esfregaço são removidos.

- As fibrilas de colagénio e os seus grupos epsilon-amino, que podem catalisar a polimerização do HEMA, são expostos.

- Exposição de colagénio intacto que funciona como um suporte para a formação de uma camada híbrida de resina e colagénio.

Ácido fosfórico:

Foi o primeiro condicionador de dentina que Fusayama e colegas conseguiram utilizar eficazmente para remover a camada de smear layer, condicionar a dentina e reparar com resina composta adesiva. O ácido fosfórico é atualmente o ácido de eleição para fins de condicionamento, uma vez que ajuda a remover a dentina superficial, deixando para trás um padrão de condicionamento limpo e bem definido, onde os túbulos são alargados em forma de funil. No entanto, ainda está em debate a concentração ideal de H_3PO_4. Na prática clínica, as concentrações mais frequentemente utilizadas são superiores a 30% de H_3PO_4. A aplicação de soluções de H_3PO_4 superiores a 27%, como demonstrado por Chow e Brown, produziu fosfato monocálcico mono-hidratado, que é facilmente solúvel e seria totalmente lavado num ambiente clínico. Este é o produto recomendado porque a remoção incompleta do produto da reação após o processo de condicionamento ácido pode causar problemas com a aderência da resina composta à superfície do esmalte condicionada. Menos de 27% de fosfato dicálcico di-hidratado, que é menos estável, foi gerado quando o H_3PO_4 foi utilizado. Por conseguinte, não é o foco pretendido.

Decapagem total com ácido fosfórico:

É amplamente aceite que o ácido fosfórico é o melhor condicionador do esmalte, particularmente quando existe película salivar ou placa bacteriana. Os estudos pioneiros de Fusayam sobre o condicionamento total desenvolveram o processo de condicionamento da dentina e do esmalte em simultâneo com ácido fosfórico, seguido de limpeza, secagem e aplicação de uma resina adesiva. Cada vez mais clínicos em todo o mundo estão a utilizar este procedimento com eficácia.

Esta popularidade pode ter surgido do reconhecimento de que a dentina entrará inevitavelmente em contacto com o ácido fosfórico por acidente. Parece sensato utilizar agentes de ligação à dentina que funcionem bem com condicionamentos de ácido fosfórico, quer sejam intencionais ou não. A nova tecnologia de ligação Clearfil original da Kurary utiliza ácido fosfórico a 37% durante 60 segundos para obter o condicionamento total. Para todos os procedimentos de gravação, o sistema Bisco utiliza ácido fosfórico a 10% durante 15 segundos. Parece que uma solução a 10% produz uma ligação um pouco mais forte do que concentrações maiores.

Outros acondicionadores de ácidos:

Vários ácidos foram estudados no passado como agentes condicionadores da dentina. Para além dos ácidos mais conhecidos, como o fosfórico, o cítrico e o nítrico, estes também incluem os ácidos clorídrico, oxálico e pirúvico. Talvez a melhor maneira de comparar ácidos seja olhar para as suas constantes de dissociação.

Um ácido mais forte do que o necessário pode ser diluído para criar uma solução de corrosão superior quando é necessário um agente de corrosão. As superfícies uniformemente decapadas por um ácido concentrado também apresentam uma dissolução selectiva, ou "gravura", do ácido diluído. Em comparação com os ácidos com valores Pka mais elevados, os ácidos com valores Pka mais baixos são frequentemente utilizados numa solução mais diluída.

Ácido nítrico:

- É mais potente do que o ácido fosfórico.

- Elimina facilmente a camada de esfregaço

- Quando utilizado numa concentração de 2,5%, o orifício da dentina afunila até uma profundidade de 5 mm em 40 segundos. Os condicionadores que contêm ácido nítrico são muito pegajosos e oferecem um bom selamento dos túbulos.

- Por exemplo, Restobond 3, Mirage Bond e Tenure.

Ácido cítrico:

A smear layer deve ser removida com ácido cítrico a 10%. Nakabayashi (1989) descobriu que este tipo de tratamento tende a reduzir a porosidade ou permeabilidade da superfície desmineralizada, potencialmente através da desnaturação do colagénio. Nakabayashi descobriu que uma mistura de ácido cítrico a 10% e cloreto férrico a 3% era um removedor de smear layer bem sucedido. Descobriu-se que esta combinação funcionava especialmente bem para adesivos baseados em metacrilatos que continham 4-META (anidrido de 4-metacriloxietil trimelato).

Tendo em conta os maus resultados da utilização do ácido cítrico sozinho neste sistema, parece que são necessários iões férricos.

Por exemplo, a Super Bond

Também é possível substituir os iões férricos por cloreto cúprico, a fim de aumentar a resistência da ligação de produtos de anidrido 4 metacriloxietil trimelítico/metacrilato de metilo/tetra-butil borano oxidado (4 META/MMA-TBB) condicionados por uma solução de ácido cítrico a 10% e cloretos férricos a 3%. Uma outra combinação de condicionadores é 10% de ácido cítrico e 20% de cloreto de cálcio. A combinação reforça melhor a ligação. Esta elevada concentração de cálcio pode ajudar a estabilizar o colagénio durante a gravação de superfície. Através de uma ação iónica partilhada, também diminui o grau de desmineralização da hidroxiapatite. Em contraste com a profundidade de descalcificação de 16 mícrones obtida com o condicionamento com ácido fosfórico, a profundidade de descalcificação é de aproximadamente 8 mícrones. Por exemplo, o Clearfil Liner Bond.

Não há abertura em forma de funil nos túbulos. A estrutura colagénica visível da dentina intertubular ocorre quando a hidroxiapatite é eliminada da dentina peritubular e intertubular.

Ácido pirúvico:

Foi observado que o ácido pirúvico e o ácido pirúvico tamponado com glicina podem efetivamente condicionar a dentina e o esmalte (Asmussen e Munksgaard, 1988). A glicina foi adicionada ao sistema de ligação gluma para modificar o pH e talvez acelerar as actividades de polimerização.

Constantes de dissociação de alguns ácidos utilizados no condicionamento e condicionamento dentário:

Ácido	PKa
Clorídrico	1.4
Nítrico	1.4
Maleico	1.8
Fosfórico	2.1
Cítrico	3.1
Oxálico	4.1

CHELATORS:

Ao contrário dos potentes agentes de corrosão ácida, os quelantes são utilizados para remover a camada de esfregaço sem descalcificar ou causar grandes alterações físicas no substrato subjacente.

EDTA:

Quando o pH é ajustado para cerca de 7,4, o ácido etileno diamino tetracético (EDTA) é o condicionador quelante mais conhecido. Foi criado com o sistema Gluma em mente.

Não há concavidade discernível gerada durante a remoção da camada de smear layer, nem é visível a alteração da forma do funil associada ao ácido fosfórico. O tratamento de 30 segundos do amaciador não remove completamente os tampões de smear layer nos túbulos dentinários. De acordo com a investigação de Inokoshi e outros, o sistema Gluma produz igualmente uma camada híbrida considerável. O primer do método, que é aplicado após a remoção da smear layer pelo condicionador com EDTA, contém glutaraldeído e HEMA.

Quando o ácido maleico (como o Scotch bond 2) é utilizado como primário e combinado com HEMA para esfregar a dentina, também remove a camada de esfregaço (Heraeus Kulzer Inc., Irvine, CA 92718). Em comparação com sistemas de ligação alternativos com camadas híbridas mais espessas, as resistências de ligação normalmente registadas com esta técnica são favoráveis. Esta observação implica que a resistência da ligação à dentina pode não ser significativamente afetada pela espessura da camada híbrida.

Lasers:

Em medicina dentária, os lasers para tecidos duros são uma técnica relativamente nova. Mesmo a distâncias próximas de 1 mm, a polpa não é afetada por um laser Nd:YAG pulsado. Entre os 10 e 30 impulsos por segundo, é libertado calor. O processo pelo qual a dentina é removida envolve explosões microscópicas provocadas por flutuações de temperatura. O laser pode funcionar em dentina submersa em água ou saliva, apesar de a maioria dos estudos ter sido efectuada em dentina seca. O tipo negro e carbonizado resultante é facilmente removido com água. A dentina dessensibilizada é o resultado da superfície laseada, muito provavelmente devido à oclusão dos túbulos dentários permeáveis e abertos. A matéria orgânica e os microrganismos são removidos das superfícies tratadas com laser. A proporção orgânica da superfície da dentina é reduzida pelo laser, enquanto a fração inorgânica é aumentada.

White e outros demonstraram o seu efeito na resistência de união do Scotch bond 2. Em comparação com a dentina de controlo com camada de esfregaço, a resistência de união aumentou cerca de 60%, muito provavelmente devido a um aumento da fração inorgânica aderente da superfície da dentina. A retenção micromecânica, que é comparável ao efeito observado no esmalte gravado a laser, pode ser produzida pelo laser.

Micro abrasão:

Quando a dentina é modificada por microabrasão utilizando óxido de alumínio, tanto a dentina doente como a saudável são removidas, deixando para trás uma camada de esfregaço. A atividade de abrasão do óxido de alumínio depende do tamanho e da velocidade das partículas. As partículas com um diâmetro de 0,5 microns ou menos apenas limpam o esmalte; não têm qualquer outro efeito. A área de superfície da dentina é aumentada e é produzido um esfregaço pelas partículas com 0,5 microns ou mais. Os agentes de ligação à dentina mediados por esfregaços podem ter as suas forças de ligação reforçadas pela camada de esfregaço.

PRIMÁRIOS

Com a introdução de primários, que facilitam a penetração do agente de ligação e a humidificação da dentina, foram feitos progressos significativos. Os monómeros de primários anfifílicos têm grupos hidrofílicos (tais como -OH e -COOH) para melhorar a compatibilidade dos monómeros de resina com a dentina húmida e grupos de metacrilato hidrofóbicos para facilitar a co-polimerização com a resina de ligação. O objetivo principal dos primários de dentina, de acordo com Nakabayashi e Pashley, é "manter ou recuperar a porosidade da dentina desmineralizada".

Os primários são monómeros que são colocados no substrato de dentina condicionada ou condicionada sem serem enxaguados. São dissolvidos em solventes como a água, a acetona ou o álcool. A infiltração do monómero nos espaços de dimensão submicrónica ou nanométrica dentro da rede de fibras de colagénio é facilitada pelos solventes orgânicos, que também ajudam a deslocar a água e a expandir ou reexpandir a rede de colagénio.

O processo de ligação à dentina que produziu resistências de ligação consistentes e elevadas baseou-se na utilização da resina 4-META/Metilmetacrilato-tri-n-butil borano (MMA-TBB) com 3% de cloreto férrico em 10% de ácido cítrico como condicionador.

Os monómeros com qualidades hidrofílicas que são atraídos para a disposição das fibrilas de colagénio expostas e qualidades hidrofóbicas que facilitam a copolimerização com resinas adesivas são encontrados em primários eficazes. Este procedimento tem como objetivo alterar a superfície da dentina de um estado hidrofílico para um estado hidrofóbico e esponjoso. Os primers também contêm NTG-GMA, PMDM, BPDM e PENTA, para além do metacrilato de 2-hidroetilo HEMA. De modo a permitir a polimerização in situ destes monómeros, os primários mais modernos incorporam ainda um iniciador de polimerização química/foto. As etapas de preparação e colagem são combinadas em Bisco One Step Dental Adhesive e Prime and Bond.

Um agente de ligação pode ser aplicado diretamente na dentina desmineralizada não colapsada devido à sua elevada permeabilidade aos monómeros, o que permite a formação de camadas híbridas sem a necessidade de aplicação de um primário. Em alternativa, a ligação pode ser realizada aplicando um primário a uma matriz colapsada e aplicando depois um agente de ligação. É necessário um primário para reexpandir a rede de fibrilhas de colagénio e restaurar a permeabilidade da matriz dentinária intertubular desmineralizada em sistemas de ligação em que o condicionador ácido permite que a dentina desmineralizada colapse quando seca ao ar.

Quando a malha dentinária desmineralizada é seca ao ar, existem duas razões plausíveis para o seu encolhimento significativo. De acordo com a teoria passiva, a rede de fibrilas de colagénio desmineralizada está suspensa ou flutua na água. O espaço que antes continha os cristalitos de apatite agora separa cada fibrila da outra. Este espaço é preenchido com água. A quantidade de água que separa as fibrilas de colagénio desaparece à medida que a água se evapora e as fibrilas de colagénio ficam mais próximas umas das outras nas três dimensões à medida que a rede de colagénio suportada pela água seca ao ar. Como resultado, a rede de colagénio colapsa passivamente. Como resultado, há menos espaço entre as fibrilas. A água desfaz rapidamente estes processos, resultando na reexpansão passiva da rede colapsada, ou flutuação. Adicionalmente, Gwinett colocou a hipótese de o colapso poder ser causado por forças de tensão superficial que actuam na interface da rede de colagénio com o ar. As moléculas de colagénio podem interagir electrostaticamente, hidrofobicamente e através da criação de ligações de hidrogénio à medida que se aproximam umas das outras.

Reexpansão da rede de colagénio:

Todos estes processos são invertidos quando a água ou um primário aquoso é aplicado na dentina seca. As moléculas de água formam ligações de hidrogénio com os péptidos de colagénio, rompendo as ligações de hidrogénio intermoleculares. De acordo com as medições SEM e TEM de Sugizaki, as fibrilas de colagénio na dentina que foi comprimida estão mais próximas umas das outras do que depois de a matriz se expandir novamente. Embora mais investigação subsequente sugira que o conteúdo de água dos primários possa ter sido a causa da reexpansão, Sugizaki acreditava que a expansão da malha de colagénio era causada pelos primários HEMA/hidrofílicos.

Foi aconselhado por Kanca e Gwinnett não secar a dentina condicionada antes de aplicar o primário de ligação.

Colagem húmida:

A rede de colagénio colapsará e os microcanais criados pela remoção do cristal de apatite fechar-se-ão se a dentina condicionada estiver demasiado seca após a lavagem do condicionador. Foi proposta uma técnica de ligação húmida (molhada) para evitar o colapso da rede de colagénio. Isto envolve a aplicação do primário na dentina húmida ou mesmo molhada, onde os espaços perifibrilares são mantidos abertos com água.

Uma pesquisa da literatura demonstrou que a colagem húmida só é necessária para sistemas de colagem específicos, como o AllBond 2, que têm um baixo teor de água no primário. O primário do All Bond 2 utiliza acetona como solvente e apenas 5% de água. Em contraste, os primários com 20% ou mais de teor de água, como o Optibond FL e o Scotchbond Multipurpose, têm a capacidade inerente de rewette e podem expandir o colagénio colapsado. Quando se segue uma estratégia de adesão húmida, os primários adesivos à base de acetona (como o Prime e o binding 2.1, One-step) têm demonstrado maior força de ligação e menor microinfiltração.

Em conclusão, foi demonstrado que os primários e os adesivos à base de água são menos sensíveis a alterações na humidade da superfície da dentina condicionada e que a adesão húmida só é necessária em sistemas de ligação com um teor de água modesto dos primários/adesivos. De acordo com a conclusão de Tay et al., o termo "colagem à dentina húmida ou molhada" tem de ser definido com precisão e não deve ser tomado de ânimo leve. Sugeriram também que a rehumidificação da dentina momentaneamente desidratada pode ser conseguida através da simples adição de água aos primários à base de acetona.

Estudos indicaram que as forças de ligação de vários métodos de ligação são melhoradas pela ligação húmida. No entanto, a água entre as fibras tem de ser totalmente removida porque, se houver demasiada água, os monómeros de resina podem não conseguir competir eficazmente pela superfície das fibrilas de colagénio, o que resultaria em espaços vazios.

Primários à base de água:

O primeiro método para formar uma camada híbrida em dentina húmida é utilizar primários solúveis em água contendo HEMA. Dois exemplos deste tipo de primário são o Scotchbond Multi-purpose e o Scotchbond. A água é evaporada da superfície através da secagem ao ar após a aplicação da combinação de água e HEMA. A concentração de HEMA aumenta à medida que a concentração de água diminui e, em última análise, deve haver quase 100% de HEMA e muito pouca água na superfície. Em comparação com o HEMA, a água tem uma pressão de vapor substancialmente mais elevada. Na realidade, o HEMA pode ser visto como sendo quase volátil à pressão atmosférica. Isto permite que a água seja retida como seu solvente durante a secagem ao ar.

Utilização de solventes de primário miscíveis em água:

Nesta categoria de colagem, a segunda forma de formar camadas híbridas envolve os seguintes passos: condicionamento ácido, enxaguamento, deixar húmido ou seco, preparar e colar. Um tipo de HEMA será 35% de HEMA em água, enquanto o outro tipo será 50% de HEMA com 13% de copolímero de ácido polialcónico. A determinação do teor exato de humidade apresenta desafios para a colagem húmida. É simples identificar e atingir uma condição seca, mas quando é que uma situação húmida se torna demasiado húmida? A humidade intrínseca da dentina varia de aproximadamente 1% na dentina superficial a aproximadamente 22% na dentina profunda, o que complica as coisas. Tay et al. utilizaram o All Bond 2, BISCO, para explicar os efeitos da aplicação de primários à base de acetona em dentina demasiado húmida. Descobriram que se formavam pequenos glóbulos dentro dos túbulos dentinários. Quando as primeiras uma ou duas camadas de primário foram aplicadas, eles foram criados. Ou seja, havia uma quantidade excessiva de água nos túbulos que continham fluido dentinário, o que diluía a acetona e fazia com que o monómero se separasse da solução.

Os glóbulos adicionais juntaram-se nas paredes dos túbulos à medida que se formavam, diminuindo a permeabilidade dos túbulos e permitindo que outras aplicações de primário secassem suficientemente os túbulos para libertarem as etiquetas de resina regulares. Antes da aplicação do primário All Bond 2, se for deixada demasiada água extrínseca na superfície, os primários têm tendência a fazer uma ponte entre as gotículas de água extra, formando uma pequena bolha. Na prática, se um clínico notar uma textura rugosa na superfície preparada que possa ser causada por este fenómeno, pode eliminar essas gotículas com a ponta de um pincel, que pode ser utilizado para adicionar mais primário. Isto evita a produção de etiquetas de resina nos túbulos por baixo da gota de água. O risco é que isto possa acontecer numa área difícil de visualizar de um desenho de cavidade complicado. Isto poderia levar a uma área não ligada que poderia tornar-se sensível a mudanças de temperatura e pressão oclusal, alterando o seu tamanho e causando mudanças de fluido suficientes para causar sensibilidade dentinária.

Para além disso, pode permitir a acumulação de pressões nessa área da restauração, o que pode causar o colapso da ligação. A dentina que tenha sido demasiado molhada ou seca pode, portanto, ter consequências negativas.

O priming visa introduzir monómeros polimerizáveis nos espaços interfibrilares para substituir todas as combinações de monómeros de água/acetona. Maciel et al. mostraram que a matriz dentinária desmineralizada endurece de forma dependente do tempo quando exposta a 100% de acetona, etanol e HEMA. Após o endurecimento da matriz, esta não pode colapsar, facilitando o desenvolvimento de camadas híbridas eficientes.

Como primário, deve ser utilizada água ou um agente miscível em água. Os solventes típicos que são utilizados incluem;

Altamente volátil evapora-se rapidamente
Excelente caça à água
Agente de secagem forte (risco de secagem excessiva da dentina)
Problemas de armazenamento e distribuição
Etanol (água)
Excelente capacidade de penetração
Bom compromisso no que respeita à evaporação
Boa energia de superfície para molhar a rede de fibrilhas de colagénio exposta
Água
Boa capacidade de penetração
Permite a capacidade de auto-condicionamento dos monómeros ácidos
Evapora-se lentamente, pelo que é mais difícil de remover
A água remanescente pode dificultar a penetração/polimerização da resina

Aplicação de um primário na dentina coberta pela Smear Layer, seguido de um agente de ligação:

Antes de 1990, a dentina coberta por camadas de smear layer era difícil de unir porque a camada de smear layer era extremamente frágil e as resinas não conseguiam atravessá-la. Por este motivo, a maioria dos fabricantes utiliza condicionadores ácidos. No entanto, a superfície macia e rica em colagénio resultante pode desintegrar-se e obstruir a penetração de monómeros. Watanabe criou uma nova técnica de colagem, utilizando uma solução aquosa de 20% de fenil-P em 30% de HEMA, para evitar este problema e reduzir o número de processos de colagem. Este método de auto-condicionamento e auto-escorvamento possibilitou novos conhecimentos importantes sobre camadas de esfregaço como substratos de ligação. É adequado um sistema de ligação auto-condicionante e auto-ferrante que possa envolver a dentina subjacente até uma profundidade de 1 mm e penetrar 2,0 $\square$m de smear layer. Mas como a dentina constitui as smear layers, tende a tamponar a acidez do monómero ácido utilizado como agente autocondicionante, conferindo-lhes uma capacidade tampão considerável. Esta caraterística, juntamente com as partículas da smear layer bem compactadas, restringe a penetração do monómero a cerca de 2,0 $\square$m. Para criar ligações mais fiáveis e duradouras, Toida et al. recomendaram a remoção da smear layer utilizando um procedimento de condicionamento diferente.

Passos para uma preparação eficaz:

A análise microscópica de fixações produzidas por primers revelou deficiências, tais como:

1) Revestimento parcial da superfície

2) Na zona híbrida, saturação interfibrilar incompleta

3) Penetração parcial da dentina desmineralizada até à sua profundidade total.

- A utilização de várias camadas de primário é uma forma de melhorar a dispersão e a cobertura da superfície da tinta. Foi demonstrado que a adição de uma segunda camada de primário reforça muito a ligação de cisalhamento.

- A superfície da dentina não deve estar excessivamente húmida ou seca.

- O tempo de gravação especificado pelo fabricante não deve ser excedido.

CAMADA HÍBRIDA

Uma "zona de transição de dentina reforçada com resina ensanduichada entre a resina curada e o substrato inalterado" é o que constitui a camada híbrida de dentina, de acordo com Nakabayashi.

O mecanismo adesivo primário das tecnologias de ligação à dentina utilizadas atualmente é o colagénio exposto da dentina superficial desmineralizada que é impregnado com monómeros para criar o substrato de dentina, que é caracterizado como micro mecânico. Assim, foi criada uma camada híbrida que é uma mistura molecular de resina curada e componentes dentinários. "Interface de adesão", "resina-dentina", "zona de interdifusão" e "zona de interpenetração5" são os sinónimos.

Vários elementos gerais influenciam a criação de uma zona híbrida. São eles

i. Tipo de aparelhos de ar condicionado

ii. Profundidade da cavidade

Em comparação com as regiões média e superficial da dentina, a camada híbrida parecia ser mais fina na área mais profunda do tecido. A maior parte da camada híbrida na dentina superficial é constituída por dentina intertubular hibridizada, com marcas de resina esporádicas que perfuram os túbulos. As marcas de resina maciças são evidentes na dentina profunda porque os túbulos são tão numerosos e maciços que existe uma matriz dentinária intertubular mínima. Como resultado, há menos dentina intertubular hibridizada nesta área.

iii. Permeabilidade da superfície da dentina

iv Depende do pré-tratamento de preparação do condicionamento

v. Difusibilidade e molhabilidade das resinas monoméricas.

O primário e os agentes de ligação têm de ser capazes de molhar as fíbrilas de colagénio de modo a conseguir uma relação estreita entre as fíbrilas de colagénio e os monómeros de resina. O monómero tem de ser capaz de competir eficazmente com a água pela superfície da fibrila se esta estiver envolta em água. Contudo, a penetração do monómero é apenas uma etapa do processo, uma vez que o monómero tem de polimerizar imediatamente a seguir. O 4-META em metacrilato de metilo é um sistema adesivo que demonstrou ter uma ligação forte (MMA-TBB). Os precipitados de ferro ou de cálcio, ou ambos, são ligados pelo HEMA. Além disso, o iniciador especial no butil-borano facilita o processo de polimerização juntamente com O2 e H2O que actuam como co-catalisadores.

As características necessárias para a formação da camada híbrida

- O substrato tem de ser devidamente preparado através da remoção do tampão de esfregaço e da camada de esfregaço. Quando a dentina é descalcificada, os péptidos dentinários, incluindo o colagénio, não devem ser desnaturados porque o colagénio desnaturado colapsa ou encolhe facilmente, reduzindo a porosidade e a penetrabilidade das moléculas de proteína.

- O monómero na resina de ligação tem de ter grupos hidrofílicos e hidrofóbicos para que possa misturar-se e permear a dentina.

Uma mistura adequada de monómeros que se difunda e impregne na dentina desmineralizada, estabilizando a matriz dentinária, é um dos componentes cruciais. É necessário permitir que o monómero adesivo polimerize no local à profundidade máxima de penetração que atingiu, com a menor quantidade de retração possível, depois de ter penetrado completamente no substrato desmineralizado.

A água e o oxigénio devem estar presentes para que a polimerização ocorra no catalisador. Isto é conseguido através da utilização de dois co-catalisadores, nomeadamente oxigénio e água, juntamente com o iniciador especial tri-n-butil borano. Estes co-catalisadores constituem uma quantidade considerável de dentina e estão amplamente distribuídos pelas superfícies, subsuperfície e túbulos da dentina. A interação do catalisador com o oxigénio e a água inicia o processo de polimerização. O encolhimento da polimerização do monómero dentário ocorre sempre na direção dos pontos de início da reação. Como resultado, a contração da resina de desenvolvimento é direccionada de forma óptima para o substrato.

Exame SEM e TEM da ultra-estrutura da zona de interdifusão da resina dentinária:

A presença da zona de interdifusão resina-dentina, que liga a resina de restauração à estrutura profunda e inalterada da dentina, foi confirmada por Van Meerbeck et al. utilizando SEM e TEM.

Foram encontradas três subcamadas distintas por MET na zona de interdifusão, cada uma com uma ultraestrutura e coloração únicas. Estas incluem:

- Uma camada superior que apresenta uma coloração negra difusa e características estruturais mínimas. Parece não haver distinção entre a resina pegajosa e a zona de interdifusão.

- A zona de interdifusão estava coberta por pequenas partículas inorgânicas de microenchimento, sendo apenas as partículas mais pequenas visíveis na camada mais profunda. As fibrilhas de colagénio parcialmente alteradas estavam muito compactadas por baixo desta zona, orientadas principalmente perpendicularmente aos túbulos dentinários e paralelamente à interface.

As suas estruturas assemelhavam-se a túneis e eram caracterizadas pela densidade eletrónica. Observou-se que múltiplas projecções coradas se interdifundiam entre as fibrilas de colagénio seccionadas na base da camada superior.

- Por último, a dentina mais profunda, não afetada, está separada da camada aparentemente desmineralizada pela terceira camada espessa, que contém cristais de hidroxiapatite. Embora a difusão de resina fosse visível na camada superior de dentina descalcificada, era menos pronunciada em profundidades mais profundas, o que provavelmente resultou numa menor impregnação de resina nos espaços interfibrilares.

Como mencionado anteriormente, a camada híbrida é uma estrutura microscópica que é extremamente difícil de medir. Existem circunstâncias de ligação em que a resina não penetra totalmente na camada desmineralizada. Pode haver microfugas.

A difusão de um material para um espaço cheio de fluido ou defeito entre as obturações dentárias e a estrutura do dente é conhecida como microfugas. Normalmente, observam-se três caminhos que conduzem a este fenómeno.

- Através ou dentro da camada de esfregaço

- Entre o cimento ou o verniz da cavidade e a camada de esfregaço.

- Entre o material de preenchimento e o verniz ou cimento da cavidade. Isto acontece quando as forças de contração causadas pela polimerização são maiores do que a força da ligação à dentina, causando a formação de uma lacuna. Nanoinfiltração é a palavra utilizada para descrever a fuga do bordo da restauração para o interior da camada híbrida devido a imperfeições, porosidades e falhas associadas. Desconhece-se o significado clínico da nanoinfiltração.

Camada híbrida inversa:

O tratamento com NaOCl é aplicado na superfície da dentina condicionada com ácido após o processamento adicional. As fibrilas de colagénio expostas dissolvem-se como resultado deste processo. Além disso, a superfície torna-se superficialmente gravada quando são utilizados primers autocondicionantes. Esta camada híbrida é chamada de camada híbrida reversa ou camada híbrida de tecido mole, porque está rodeada por mais material inorgânico do que a camada híbrida normal, que é gerada quando as fibras de colagénio são envolvidas por resina. Quando o agente de ligação à dentina entra em contacto com a polpa, forma-se esta camada.

Foram descritos três tipos de características ultra-morfológicas resultantes deste processo de hibridação:

1. **Aspeto de tapete felpudo:**

As fibrilas de colagénio estão aqui dispostas de forma frouxa, apontando na direção da cola pegajosa e desfazendo-se frequentemente nas suas microfibrilas1.

Esta caraterística é observada quando se utiliza uma solução de preparação ácida para raspar ativamente a superfície da dentina após o condicionamento ácido.

Devido à ação mecânica e química de esfregar um primário ácido (ou combinação P/A) na dentina condicionada com ácido, que provavelmente dissolve mais minerais enquanto afofa e separa o colagénio emaranhado na superfície. Isto actua como uma espécie de ação de massagem, encorajando a entrada de monómeros na estrutura de colagénio solta.

2. **Hibridização da parede dos túbulos:**

A camada híbrida está a estender-se para a região da parede do túbulo. Acredita-se que a parede do orifício do túbulo hibridizado que rodeia o desenvolvimento da etiqueta de resina no túbulo de abertura seja vantajosa para a raspagem hermética do complexo dentinário da polpa. Isto pode funcionar especialmente bem nos casos em que a parte superior ou inferior da camada híbrida, que são considerados pontos fracos na ligação micromecânica, falham na ligação.

3. **Hibridação do túbulo lateral:**

As paredes dos ramos dos túbulos laterais estão a formar uma pequena camada híbrida. Normalmente, uma micro etiqueta de resina - um núcleo central de resina - é circundada por esta camada híbrida em miniatura.

CLASSIFICAÇÃO DOS AGENTES DE LIGAÇÃO DENTÁRIA

a) De acordo com a composição

b) De acordo com o tipo de primários ou de primário combinado\resina adesiva

De acordo com o modo de ação

c) De acordo com a resistência da ligação

d) De acordo com o modo de cura

e) De acordo com o número de etapas clínicas

b) De acordo com a geração

f) Sistema adesivo com potencial para suportar tensões

g) Sistema adesivo que inclui fluoreto

h) Classificação com base em estratégias de adesão (VanMeebeck)

i) De acordo com a camada de esfregaço modificada/removida/dissolvida

DE ACORDO COM A COMPOSIÇÃO QUÍMICA:

Poliuretanos

Ácidos poliacrílicos

Fosfonatos orgânicos

Anidrido mlitico e metacrilato de metilo (4- META)

Metacrilato de hidroxietilo+Glutraldeído (HEMA+GA)

Oxalato férrico +NPG-GMA (N-fenilglicina e glicidil

metacrilato) +PMDM (dianidrido piromelítico e 2 HEMA)

De acordo com o tipo de solvente dos primários ou da combinação primário/resina adesiva

Acetona	Água de acetona	Acetona etanol	Etanol	Etanol água	Água
ABC Melhorado (Camaleão)	Obrigação AQ (sun Medical)	All-Bond 2 (BISCO)	Excite (Vivadent)	Gluma Obrigação de conforto (Kulzer)	Amalgambond plus (parkerr)
EG Bond (sun Médico)	Reator (shofu)		Optibond Solo plus (kerr)	Optibond FL (kerr)	Obrigação ART (Coltene)
Gluma One Obrigação (Kulzer)	Posse rápida (Den-Mat)		PQ1 (ultradent)	Permaquik (ultradent)	Clearfil SE Obrigação (Kuraray)
Um passo (BISCO)				Quadrante Unibond (cavex)	Dentífugo II (kulzar)
Permagen (ultradent)				Scotchbond 1 (3M)	EBS (ESPE)
Prime&Bond NT (Dentsply)				Syntac sprint (Vivadent)	Obrigações Fuji LC (GC)
Ligação sólida (Kulzer)					Ligação de uma só camada

					(coltene)
Solista (DMG)					Prompt L. Pop 1.2 (ESPE)
Stae (SDI)					Scotchbond multiusos (3M)
Posse Quik F (Den-Mat)					Syntac Single

De acordo com o modo de ação (Eick et al):

1. Os que formam uma ligação com os iões de cálcio na smear layer e na superfície da dentina fazem-no através da utilização de ésteres de fosfato de BISGAMA e suas variações. Como resultado, a smear layer é preservada, como por exemplo: Bondlite e Scotch bond.

2. Aqueles que, dependendo do isocianato ou aldeído, formam ligações com grupos amina ou hidroxilo. Formam ligações com os grupos hidroxilo ou amina do componente orgânico da dentina. Para revelar as fibras de colagénio, a camada de esfregaço deve ser removida e a superfície da dentina descalcificada.

3. A modificação da camada de smear layer e a remoção parcial são necessárias para os sistemas de ligação à dentina que se ligam com camadas de smear layer reprecipitadas. As fibrilhas de colagénio na superfície da dentina podem emaranhar-se mecanicamente para formar ligações, como no caso do Tenure e do Scotchbond.

De acordo com a força de ligação:

Categoria I:

Incluem-se os adesivos dentinários, que produzem uma resistência ao cisalhamento de 5-7

Mpa

Eg; Dentin Adhesit

Scotch bond de cura dupla

Gluma

As falhas ocorreram na interface ou nos adesivos de resina

Categoria II:

Incluiu os produtos comerciais e experimentais que surgiram como resultado da investigação de Bowen sobre oxalatos férricos e de alumínio e criaram resistências ao cisalhamento que variam de 8 a 14 Mpa.

Por exemplo: Obrigação de posse Miragem

Categoria III:

Incluíram-se os adesivos dentinários, que produziram valores de resistência ao cisalhamento

de cerca de 17 -20 Mpa

Ex; Super bond

Ligação escocesa 2

Scotch bond Multiusos

Todas as obrigações

De acordo com o seu modo de cura:

Cura química

Por exemplo: ligação de amálgama mais

Fotopolimerização

Por exemplo: uma obrigação

Gluma comfort bond

Cura dupla

Ex: Clearfil liner bond 2v

Prime e bond NT

De acordo com o número de etapas necessárias para completar o processo de ligação[17]

- Sistema em três etapas ou convencional

- Sistemas de dois passos

   Sistemas de garrafa única

   Primário autocondicionante

- Sistemas de um só frasco ou "tudo em um".

Sistemas em três etapas ou convencionais:

Os materiais deste grupo têm processos distintos de colagem, preparação e gravação. Continuam a ser utilizados com frequência e provaram ser fiáveis para a colagem. O principal problema com este grupo parece ser a necessidade de três fases distritais, que são mais sensíveis à técnica.

Sistemas "em duas fases":

Este grupo é constituído por dois subgrupos: Os sistemas que fundiram as operações de preparação e de ligação e têm uma gravação separada estão incluídos no primeiro grupo. O termo "garrafa única" é frequentemente utilizado para descrever estes sistemas. Embora um passo tenha sido removido, o principal desafio agora é garantir que a ligação do priming seja bem infundida na dentina desmineralizada.

O outro grupo, conhecido como "primers" autocondicionantes, combina os processos de condicionamento ácido e de condicionamento primário. tem a capacidade de condicionar mais profundamente o esmalte de modo a garantir um selamento forte. Em comparação com os sistemas tradicionais e de "frasco único", estes sistemas têm um problema de sensibilidade técnica substancialmente menor.

A dentina não precisa de ser mantida húmida, uma vez que o agente de preparação autocondicionante não precisa de ser removido da mesma. Estes materiais são desmineralizados por meio de uma resina ácida que, simultaneamente, condiciona e penetra na dentina. Devido às elevadas propriedades tampão da dentina, a acidez do primário autocondicionante é rapidamente reduzida e neutralizada após a polimerização.

Sistemas "one-bottle" ou "all-in-one":

De todos os sistemas de ligação à dentina, este é o mais básico. Integram todas as fases num único procedimento. Desmineralizam da mesma forma que os materiais de preparação autocondicionantes, mas também incluem a resina de ligação.

Outro problema com estes sistemas é o facto de não queimarem o esmalte tão bem como o ácido fosfórico. Uma vez que estes sistemas são novos, não existem dados clínicos a longo prazo que comprovem a sua eficácia.

DE ACORDO COM AS GERAÇÕES:

Agentes de colagem de dentina de primeira geração:

Em 1956, Buoncore et al. descobriram que as superfícies dentinárias raspadas com ácido clorídrico podem formar uma ligação com o dimetacrilato de ácido glicerofosfórico (GPDM). Pensava-se anteriormente que esta ligação resultava da interação desta molécula de resina bifuncional com os iões de cálcio da hidroxiapatite; no entanto, esta ligação seria significativamente reduzida após imersão em água. Nove anos mais tarde, Bowen fez experiências com o agente de acoplamento bifuncional N-fenilglicina e metacrilato de glicidilo (NPG). Uma extremidade desta molécula liga-se à dentina e a outra extremidade liga-se à resina composta. Na superfície do dente, o NPG-GMA) é quelatado com cálcio para formar uma ligação com a dentina.

Entre a primeira geração de agentes de ligação utilizados estavam.

1. Dimetacrilato de ácido glicerofosfórico

2. Cianoacrilato

3. NPG- GMA

Desvantagem:

1. Aderência inadequada da dentina

2. Resistência de ligação de 2,87 MPa

3. Hidrólise do GPA-DMA na cavidade oral

4. Desafios na polimerização em massa de cianoacrilatos

Segunda geração:

A segunda geração de sistemas foi lançada no final da década de 1970. A maioria destes incluía ésteres halo-fosfóricos de resinas vazias, como o metacrilato de hidroxil etilo (HEMA) ou o metacrilato de bisfenol A-glicidilo, ou BIs-GMA. Partiu-se da hipótese de que o método pelo qual estes sistemas de segunda geração se ligavam à dentina envolvia uma ligação iónica formada entre o grupo cloro-fosfato e o cálcio. Embora estas relações não fossem tão fortes como as da primeira geração, constituíam, no entanto, uma enorme melhoria.

Tanto o fenómeno de humedecimento da superfície como o contacto iónico entre os grupos fosfato e o cálcio dentinário estão envolvidos no mecanismo de ligação. Para que o sistema de ligação de segunda geração se formasse, a smear layer tinha de permanecer intacta. De modo a facilitar a combinação do fosfato com o Ca+, foi criada uma camada rica em Ca+.

Limitações:

A ligação dentina-fosfato não era suficientemente forte para suportar a hidrólise que resultou na formação de uma molécula de água. A resina composta pode descolar-se da dentina como resultado desta hidrólise, que pode resultar da humidade na própria dentina ou da exposição à saliva. Isto pode levar a micro-fugas.

Uma vez que a dentina não era condicionada nestes primeiros sistemas de ligação, uma grande parte da adesão era causada pela ligação à camada de esfregaço, o que levou a forças de ligação fracas e inconsistentes à dentina.

Por exemplo, Bond Lite (sybron/kerr), Scotch Bond e Clearfil A resistência de ligação in vitro destes materiais foi registada entre 5 e 6 MPa, utilizando o agente de ligação J&J Dentin.

No entanto, a ligação hidrolisa-se ao longo do tempo no ambiente oral, razão pela qual a sua eficácia clínica tem sido tão fraca.

Também é comummente aceite que o Dentin Adhesit (Vivadent), que contém monómero de isocianato, é um agente de ligação de segunda geração.

Adesivos de terceira geração:

A utilização de um grupo ácido para reagir com o ião ca2+ e um grupo metacrilato para co-polimerizar com a resina não preenchida, que foi aplicada antes da instalação do material de restauração composto, foi a base para a terceira geração de adesivos dentinários.

As baixas resistências de ligação da primeira e segunda geração de adesivos foram parcialmente causadas por falhas na smear layer ou entre a smear layer e a dentina subjacente.

A camada de esfregaço tem um efeito prejudicial na funcionalidade dos sistemas adesivos. Para contornar este facto, foram desenvolvidos agentes de ligação à dentina de terceira geração. Ao contrário dos materiais anteriores, estes agentes requerem um procedimento adicional antes de o adesivo poder ser aplicado, de modo a remover ou alterar a smear layer.

Na terceira geração de técnicas de ligação adesiva à dentina, foram utilizados dois métodos. Ou a smear layer é removida sem romper o tampão que obstruía os túbulos dentários, ou é modificada para melhorar as suas qualidades.

O procedimento de colagem de terceira geração envolvia geralmente quatro passos:

- Aplicação de um condicionador de dentina, uma substância ácida utilizada para modificar ou eliminar a camada de smear layer.

- O primário, também conhecido como agente de ligação à dentina, é aplicado primeiro.

- Aplica-se o adesivo, que é normalmente uma resina não preenchida.

- A colocação de um compósito feito de resina.

Após a aplicação, o condicionador dentário - uma solução ácida que elimina a camada de manchas - é lavado. Um promotor de adesão está normalmente presente na solução de primário juntamente com um solvente como a acetona ou o etanol de água. A fim de proporcionar uma boa superfície para o agente de ligação, estes são colocados na superfície e secos, deixando presumivelmente o promotor de adesão na dentina com os seus grupos hidrofóbicos expostos.

Quando a smear layer é eliminada utilizando ácidos ou agentes quelantes, há menos iões de cálcio disponíveis para interagir com co-monómeros quelantes de superfície ativa como o NPG-GMA. Em 1982, Bowen et al. tentaram restaurar o ião cálcio na dentina utilizando uma solução ácida de oxalato férrico a 6,8% como agente de limpeza ou condicionamento. Na superfície, formou-se um precipitado insolúvel de fosfatos férricos e oxalatos de cálcio; previa-se que este precipitado bloqueasse os túbulos dentinários e protegesse a polpa.

O nível de ligação de importância clínica foi melhorado utilizando uma solução de acetona de metacrilato de dietilo de ácido piromelítico (PMDM) misturado com NPG-GMA ou o seu substituto, metacrilato de ntolilglicina glicidilo (NTG-GMA). O oxalato de alumínio tomou o lugar do oxalato férrico, que pode ocasionalmente resultar numa coloração interfacial negra. Este método proporcionou à dentina e ao esmalte uma força de ligação de cerca de 15 MPa. Tenure, o primeiro método comercial de ligação de oxalato, utilizava ácido fosfórico como condicionador dentário, juntamente com ácido nítrico e oxalato de alumínio.

Numerosos estudos efectuados no Japão demonstraram que o 4-META tem um impacto positivo na ligação à dentina. O 4-META tem grupos químicos que são simultaneamente hidrofóbicos e hidrofílicos. Utilizando este método, é utilizada uma solução aquosa de ácido cítrico a 10% e cloreto férrico a 3% para condicionar a dentina e, em seguida, é aplicada uma solução aquosa de HEMA a 35%. Adicionalmente, o 4-META, o metacrilato de metilo (MMA) e o TBB estão presentes numa resina adesiva autopolimerizável; este último serve como iniciador de polimerização. Sistemas adesivos como C&B Metabond, Super Bond D-Liner e Amalgam-bond plus estão disponíveis comercialmente e são baseados nesta tecnologia.

Ligação miragem:

Utilizou PMDM depois de utilizar NPG (N-fenilglicina) + ácido nítrico a 2,5% como condicionador do esmalte e da dentina. A resistência de união à dentina alcançada foi de 10,9-1,2 Mpa.

Sistema Gluma Bonding:

Gluma, um novo agente de ligação, foi criado em 1984. Utiliza EDTA (ácido etileno diamino tetra acético) 0,5 M de pH aproximadamente neutro para dissolver a camada de esfregaço e libertar o colagénio que está incorporado na apatite.

O tratamento com uma solução aquosa contendo 35% de HEMA e 5% de glultraldeído é o segundo passo. O aldeído ataca os grupos amino do colagénio durante o evento de ligação. O grupo hidroxi do monómero de metacrilato pode reagir com o complexo resultante, formando uma ligação com a resina. Gluma tem uma força de ligação de até 15 MPa.

Sistema de colagem de dentina Scotch bond 2:

O Scotch bond é composto por duas partes. O primário, Scotch prep (3M), é uma mistura aquosa de 55% de HEMA e 23% de ácido maleico. O monómero hidrofílico HEMA (32,5%), o monómero hidrofóbico BISGMA (62,5%) e o foto-iniciador constituem o agente de ligação.

A Associação Dentária Americana atribuiu à tecnologia de colagem de dentina Scotch Bond 2 um carácter "provisório" e depois uma "aceitação total" em 1987. Como resultado, foi preservada uma camada de smear layer modificada e a superfície de dentina intertubular subjacente mostrou uma pequena desmineralização.

Prisma Universal Bond 2:

A proporção de regiões hidrofílicas e hidrofóbicas da molécula, bem como a funcionalidade dos grupos acrilato, são diferentes no monómero que contém o grupo fosfato (PENTA).

O primer de dentina utilizado nesta técnica ajuda a saturar a camada de smear layer com monómero, enquanto a camada de smear layer permanece intacta. Consequentemente, apenas alguns tags de resina são visíveis em áreas que estavam anteriormente cobertas por uma camada de smear layer localmente extremamente espessa ou porosa, indicando uma falta de penetração abrangente de resina pegajosa. Comparado com o BISGMA, o uretano dimetacrilato ajuda na capacidade do adesivo para formar ligações de hidrogénio mais fortes.

Prisma Universal Bond 3:

A única diferença entre a ligação universal Prsima 2 e esta é que

existe um aumento da quantidade de glutaraldeído no adesivo.

Desvantagem dos sistemas de ligação de terceira geração:

Demora

Técnica sensível

Agentes de ligação de dentina de quarta geração:

A camada de smear layer tem de ser removida para que a resina seja fixada ao substrato dentinário subjacente, mesmo que sirva de "barreira de difusão" para reduzir a permeabilidade da dentina. Os adesivos de dentina de quarta geração foram introduzidos para utilização em dentina que tinha sido tratada com ácido, com base neste raciocínio. Recentemente, as forças de ligação melhoraram significativamente como resultado da remoção da camada de smear layer através do condicionamento ácido.

Nakabayashi e colaboradores revelaram em 1982 que era criada uma camada híbrida quando a dentina e o metacrilato polimerizado eram combinados. Uma das principais características da colagem de quarta geração é a aplicação do condicionamento ácido completo. O esmalte e a dentina podem ser condicionados simultaneamente com ácido fosfórico durante 15-20 segundos, graças ao processo de condicionamento completo. A manutenção da humidade na superfície é essencial para evitar o colapso do colagénio. A rede de colagénio exposta pode ser penetrada pela aplicação de um primário hidrofílico, criando a camada híbrida. Infelizmente, as definições clínicas de "dentina húmida" são difíceis de encontrar, por isso, se a dentina estiver muito húmida ou seca, a adesão pode não ser a ideal. O mecanismo de ligação entre a substância adesiva e o substrato de dentina condicionada é completado pela criação de ramos laterais adesivos e tags de resina.

Os adesivos de quarta geração são compostos basicamente por

- Um gel ácido para gravação que é removido com água

- Uma mistura de monómeros hidrofílicos, tais como iniciadores, em etanol, acetona ou água; e

- Um agente de ligação de fluidos, com ou sem enchimento

Este último é frequentemente constituído por moléculas hidrofílicas como o HEMA12 misturadas com monómeros hidrofóbicos como o metacrilato de bisfenol glicidilo (BIS-GMA).

O tratamento ácido da dentina provoca a desmineralização da dentina subjacente e a perda parcial ou total da smear layer. Os ácidos não só desmineralizam a dentina intertubular e peritubular, como também expõem as fibras de colagénio espessas e rompem os túbulos dentinários.

Assim, aumenta a microporosidade da dentina intertubular. Dependendo do tipo, concentração e duração do tratamento ácido, a dentina pode ficar desmineralizada até 7,5 εm.

A tensão livre da superfície do substrato também é afetada por alterações no seu conteúdo mineral, e tem de ter uma energia dentinária elevada. Para ter um contacto interfacial suficiente, o sistema adesivo tem de ter uma energia livre de superfície baixa.

A energia de superfície dos substratos é classificada como alta ou baixa. Os substratos de alta energia incluem partículas de enchimento de cimento de ionómero de vidro e hidroxiapatite entre os materiais utilizados em medicina dentária. As superfícies de colagénio e compósitos têm baixa energia. Como resultado, a dentina é composta por dois substratos diferentes: colagénio e hidroxiapatite, que têm energias de superfície diferentes.

Consequentemente, a densa rede de colagénio exposto é um substrato de baixa energia superficial após o condicionamento com químicos ácidos. De facto, existe uma relação entre a concentração de cálcio na superfície da dentina e a capacidade do adesivo para migrar através dela. Dado que existe uma ligação comprovada entre a energia superficial da dentina e a resistência de união ao cisalhamento, é extremamente desejável que os componentes activos de superfície (primários) aumentem a tensão superficial crucial da dentina.

A aplicação do primário e da resina de ligação à dentina que foi condicionada faz com que a dentina penetre na dentina intertubular, criando uma zona de interdifusão ou "camada híbrida" entre a dentina e a resina. Nos túbulos dentinários abertos, também penetram e polimerizam para gerar tags de resina.

Exemplos:

Todos os laços 2 (Bisco)

Scotch Bond multiusos (3M)

Prime e Bond (Probond, dentsply)

Ligação sólida (kulzer)

Optibond (sybron/kerr)

Permaquick (ultradent)

Ligação Imperiva (Shofu).

Todos os Bond-2:

Utiliza um condicionador de ácido fosfórico a 35% na dentina e no esmalte, seguido da aplicação de primários hidrofílicos (primários A e B) compostos por 2% e 16% de NTG GMA (N TOLYGLYcine-glycidyl methacrylate) em etanol ou acetona, respetivamente. O passo seguinte é a aplicação de uma resina não preenchida que contém HEMA e BIS GMA. A força de ligação média do sistema é observada como sendo de 21,4-7,8MPa.

Scotch bond multiusos:

O ácido maleico a 10% é utilizado para condicionar a dentina e o esmalte. O primário é uma solução aquosa de copolímero de poli-alkenoato e HEMA. É utilizada uma resina adesiva BIS GMA com foto-iniciadores e HEMA. Com dentina húmida, a resistência de união foi de 21,0 MPa, enquanto que com dentina seca foi de 18,0 MPa.

Adicionalmente, é utilizado um primário que inclui MDP, HEMA e 5 NMSA na Panavia 21 (kuraray). Não há necessidade de uma fase de condicionamento adicional. O éster de ácido fosfórico do MDP é conhecido como monómero adesivo. O MDP pode ser capaz de dar ao metal e à porcelana silanizada uma força de ligação duradoura. Uma vez que a substância inibe significativamente o oxigénio, o produtor inclui um gel para impedir que o oxigénio entre em contacto com ela. As forças de ligação observadas com o sistema são de 21 ±*1*,5 Mpa.

Ligação de amálgama:

Condicionador 10% ácido cítrico

              3% de cloreto férrico

Primário   HEMA com água

Adesivo   4 META

           MMA TBB

Outros sistemas de colagem de quarta geração incluem Imperva Bond (Shofu), Solid Bond (Kulzer), Opti Bond c & B, Metabond, etc. A resistência média ao cisalhamento obtida com esta geração de agentes é de 17-24 MPa

Vantagens deste conceito de agente de ligação:

- Diminuição da sensibilidade metódica

- Resistências de ligação à dentina e ao esmalte comparáveis

- Não há diminuição da força adesiva quando colocada em superfícies molhadas ou em ambientes de elevada humidade.

- Certos sistemas têm a capacidade de aderir a restaurações de metal, amálgama, porcelana e compósito indireto, para além de tecido mineralizado.

Agentes de ligação de dentina de quinta geração:

Os investigadores e produtores têm estado a trabalhar no sentido de desenvolver sistemas adesivos mais simples devido à complexidade dos sistemas de quarta geração e ao número de fases ou produtos químicos necessários. O objetivo tem sido utilizar menos "garrafas" e/ou menos tempo para produzir uma colagem e vedação comparáveis ou melhores do que as oferecidas pelos materiais de quarta geração.[18]

Uma forma de utilizar uma resina de um componente é combinar as fases de preparação e de adesão após o condicionamento do esmalte e da dentina. Isto permite que a adesão seja efectuada com um único componente.

De um modo geral, estes sistemas têm sido descritos como "Sistemas de um componente". Outro nome para este método é "Tecnologia de uma camada, uma ligação e uma cura".

Estes materiais são constituídos por resina hidrofílica e hidrofóbica que foi simultaneamente dissolvida em acetona ou álcool para deslocar a água e entrar em contacto estreito com as estruturas dentárias.

Para a penetração da resina na dentina, estes materiais também dependem tipicamente da humidade residual da dentina e de composições hidrofílicas de perseguição de água. Estas formulações podem ser menos adaptáveis a pequenas variações no teor de humidade da dentina devido à percentagem comparativamente elevada de solvente. Podem também ser necessárias várias aplicações da combinação primário/adesivo para uma ligação satisfatória.

Existem duas variedades de materiais adesivos na quinta geração. sistemas de uma garrafa e sistemas de colagem com primário auto-gravado

Sistema de uma garrafa

Estas técnicas misturaram os adesivos e o primário numa única solução, que foi então aplicada depois de o esmalte e a dentina terem sido condicionados simultaneamente durante 15 a 20 segundos, utilizando ácido fosfórico a 35 a 37%. Através da utilização de tags de resina, ramos laterais adesivos e desenvolvimento de camadas híbridas, estas soluções de ligação proporcionam um bloqueio mecânico com a dentina condicionada e exibem valores elevados de resistência de ligação ao esmalte e à dentina condicionados18.

Normalmente, o processo de colagem em três etapas demora até dois minutos. Este facto levou à criação de sistemas de "uma garrafa". (Por exemplo, Optibond Solo, Prime and Bond NT, Gluma One Bond, One Coat Bond, Excite, Solobond M e Syntac Sprint).

Para além disso, observou-se que os primários adesivos com partículas de enchimento integradas (como o Optibond Solo) têm ligações mais fortes do que os não preenchidos. A maioria dos sistemas de três passos apresentou maior criação de espaços quando a adaptação marginal da restauração de classe V foi avaliada in vitro. Este facto pode ser explicado por uma hibridização mais completa da dentina nos processos de adesão que removem as camadas de smear layer em três passos.

Primário auto-gravante:

Para fixar simultaneamente o esmalte e a dentina, Watanabe e Nakabayashi criaram um primário autocondicionante que era uma solução aquosa de 20% de fenil-P em 30% de HEMA. O risco de colapso do colagénio é eliminado, o tempo de trabalho é reduzido e o gel ácido nunca é lavado graças aos procedimentos de condicionamento e preparação. A solução de preparação auto-condicionante tem, no entanto, alguns inconvenientes. Por exemplo, a composição líquida da solução necessita de ser constantemente actualizada, porque não pode ser regulada no local de aplicação, e deixa frequentemente uma camada residual de manchas entre a dentina e o material adesivo. Além disso, a capacidade dos sistemas de primários autocondicionantes para condicionar corretamente o esmalte foi considerada menos previsível do que a do gel de ácido fosfórico. Toida sugeriu que uma ligação mais fiável e duradoura à dentina pode ser conseguida através da remoção da camada de esfregaço por um procedimento de condicionamento separado antes da ligação.

O teste de resistência de ligação não revelou diferenças apreciáveis entre os sistemas de ligação com primário autocondicionante e os sistemas de um frasco. De acordo com o ensaio de estanquidade, a vedação produzida pela utilização de um método de frasco único nos bordos do esmalte é melhor do que a vedação produzida pela utilização do primário autocondicionante.

Agentes de ligação de dentina de sexta geração:

Esta geração de adesivos foi testada para aumentar a força de ligação e facilitar o manuseamento. A capacidade de aderir corretamente à dentina e ao esmalte com uma única solução é o que distingue as tecnologias de adesão de sexta geração. A avaliação inicial destes sistemas revelou uma ligação suficientemente forte com a dentina condicionada, mas uma ligação mais fraca com o esmalte. Isto pode dever-se ao facto de os sistemas de sexta geração terem um PK insuficiente para condicionar totalmente o esmalte, exigirem uma atualização constante e consistirem numa solução ácida que não pode ser mantida no local.

Primário autocondicionante:

(Resulcin Aqua Prime+ Monobond, por exemplo) não requerem condicionamento ácido, lavagem ou secagem após a aplicação. De acordo com a investigação in vitro, o clearfil liner bond 2 é tão eficaz como os métodos de três passos quando aplicado em dentina que não tenha sido alterada.

Os papéis de condicionador, primário e adesivo foram recentemente combinados num produto à base de água, o Etchant Prime 3.0, que é referido como primário-adesivo autocondicionante/Condiprimer-adesivo. Quando dois componentes são combinados para criar a solução ativa, forma-se um monómero ácido (auto-condicionante) que descama a dentina e o esmalte na superfície. Esta solução de ligação parece ter uma ligação aceitável à dentina medicada. Por outro lado, o padrão de condicionamento do esmalte parece ser menos retentivo do que o condicionamento com ácido fosfórico.

Ex. Prompt L Pop: Isto tem 3 compartimentos:

- Compartimento 1: Contém ésteres de ácido fosfórico de metacrilato, fotointiadores e estabilizadores.

- Compartimento 2: Contém água, fluoreto complexo e estabilizadores.

- Compartimento 3: tem uma micro escova.

Espremer o compartimento 1 liberta o conteúdo para o compartimento 2, activando o blister. A solução recentemente combinada é aplicada no compartimento 3 através da micro escova numa proporção de mistura de 4:1.

Isto dissolverá a camada de esfregaço quando aplicada na dentina. Em seguida, os monómeros quick L pop são adicionados à dentina dimerizada, provocando a formação de uma camada híbrida.

A dentina pode causar reacções inflamatórias pulpares. Estas preocupações levaram à crença de que os ácidos não deviam ser usados diretamente para aplicar a dentina, e o método de condicionamento ácido total nunca foi amplamente aceite nos EUA ou na Europa. Por outro lado, os sistemas adesivos mais recentes - os materiais de quarta e quinta geração discutidos na secção anterior - que se baseiam na teoria do condicionamento ácido total, mostraram-se promissores tanto in vitro como in vivo. As taxas de retenção clínica têm sido reportadas como sendo extremamente próximas dos 100%, em contraste com as taxas de retenção na ordem dos 50% para os sistemas adesivos de segunda geração. O intervalo típico das resistências de união em laboratório é de 17-30 MPa, o que é extremamente semelhante aos valores encontrados no esmalte.

Seventh Generation:

O primeiro exemplo da sétima geração de materiais adesivos é um sistema adesivo simplificado recentemente lançado. A variedade de materiais da 6ª "geração" é reduzida a um único componente num sistema de frasco único pela 7ª "geração".[19]

I Bond (Heraeus Kulzer), o primeiro adesivo a sair de um único frasco, sem mistura, auto-condicionante, auto-ferrante e que representa a mais recente composição de adesivo dentinário disponível. Elimina a incerteza da mistura e qualquer sensibilidade técnica subsequente. Para além disso, elimina a necessidade de um passo de condicionamento e simplifica bastante o processo adesivo, aderindo as superfícies dentárias e preparando-as ao mesmo tempo. Esta é uma verdadeira técnica de um passo, um frasco, que adere e condiciona completamente as superfícies de dentina e esmalte.

Vantagens:

- Excelente resistência de ligação à dentina (18-25 Mpa)

- Aderência comparável ao esmalte preparado ou não.

- Possui um agente dessensibilizante derivado da Gluma.

- Adequado para restaurações directas e indirectas em compósito, pode ser utilizado eficazmente.

- Adere bem a superfícies de metal e cerâmica.

- Produto num único frasco.

- Indiferente à quantidade de humidade deixada na superfície da preparação.

Independentemente do teor ou ausência de humidade nas superfícies preparadas, a força de ligação à dentina e ao esmalte é praticamente a mesma.

Quer seja utilizada luz de polimerização de halogéneo, LED ou plasma Arc para polimerizar o material, a resistência ao corte do i Bond à dentina mantém-se praticamente inalterada.

Sistemas adesivos com potencial de absorção de tensões:

Nome do produto	Fabricante
Sistemas que fornecem uma resina adesiva de enchimento prático	

Ligação do revestimento Clearfil	Kuraray, Osaka, Japão
Clearfil liner bond 2	Kuraray
Obrigação Fuji LC	GC, Tóquio, Japão
Imperva FL-Bond (Fluorobond)	Shofu, Quioto, Japão
Optibond	Kerr, Glendora, CA, EUA
Optibond FL	Kerr
Optibond solo	Kerr
Permaquik	Ultradent, South Jordan, UT, EUA
Ligação sólida	Heraeus Kulzer, Wehrheim, Alemanha

Sistemas adesivos que incluem flúor com potencial de proteção contra cáries e remineralização[;]

Nome do produto	Fabricante
Revestimento Clearfil Bond2	Kuraray
Obrigação Fuji LC	GC, Tóquio; Japão
Imperva Fl-Bond (Fluorobond)	Shofu, Quioto, Japão
Opti Bond	Kerr, Glendora, Ca, EUA
OptiBond FL	Kerr
Optibond solo	Kerr
Permaquik	Ultradent, south jordan, UT, EUA
Prime&Bond 2.1	Detrey-Dentsply, Konstanz, Alemanha
Ligação sólida	Heraeus Kulzer, Wehrheim, Alemanha

Sintaxe Componente único	Vivadent, Schaan, Lictenstein
Sintaxe Sprint	Vivadent,
Posse rápida	Den-mat, Santa Maria, CA, EUA

Classificação com base em estratégias de adesão (VanMeerbeck e outros)[20]
Adesivos de ataque total.

3 passos

2 passos

Adesivos auto-condicionantes

2 passos

1 passo

Adesivos de ionómero de vidro modificados com resina

Sistemas adesivos "Total etch":

Existe um passo distinto de condicionamento e enxaguamento para os adesivos de condicionamento total. O método mais popular de ligação à dentina é o procedimento de condicionamento total, que envolve a aplicação de um ácido na dentina e no esmalte ao mesmo tempo. O condicionamento ácido fosfórico da dentina precedeu a aplicação de um agente de ligação do tipo éster de fosfato, que é a forma como o procedimento de condicionamento total foi introduzido pela primeira vez no Japão. A utilização de ácido fosfórico na dentina não melhorou significativamente a resistência de união, apesar da penetração evidente deste adesivo inicial nos túbulos dentinários. Isto pode dever-se à natureza hidrofóbica da resina fosfonada. Além disso, vários estudos postularam, em meados da década de 1970, que a aplicação de ácidos na dentina poderia causar uma reação pulpar inflamatória.

O primer e a resina adesiva são aplicados em conjunto numa única etapa com adesivos de condicionamento total de duas etapas. Os adesivos de condicionamento total de duas e três etapas partilham o mesmo mecanismo subjacente de adesão à dentina. A fase de condicionamento ácido e enxaguamento elimina a camada de esfregaço de dentina criada durante a preparação da cavidade e simultaneamente causa uma desmineralização profunda de 3-5 µm da superfície da dentina. As fibrilhas de colagénio são quase totalmente expostas da hidroxiapatite e criam uma rede micro-retentiva para o bloqueio micro-mecânico do monómero.

O método mais eficiente para obter uma ligação estável e eficaz ao esmalte continua a ser o procedimento de condicionamento ácido e enxaguamento, que envolve essencialmente duas etapas. Após a dissolução selectiva dos cristais de hidroxiapatite através do condicionamento ácido, os cristais de hidroxiapatite expostos são envolvidos por uma polimerização insitu da resina que é facilmente absorvida através da atração capilar no interior das cavidades formadas. Dentro das cavidades de corrosão, dois tipos diferentes de etiquetas de resina interligam-se. Numerosos "micro tags" são o resultado da polimerização da infiltração de resina dentro das pequenas fossas de corrosão nos núcleos dos prismas de esmalte gravados, enquanto que os "macro tags" preenchem a área em redor do prisma.

Este tratamento com ácido fosfórico revela uma rede microporosa de colagénio na dentina que é quase completamente desprovida de hidroxiapatite.

O TEM, o exame químico da superfície utilizando a espetroscopia de fotoelectrões de raios X (XPS) e a espetroscopia de raios X por dispersão de energia (EDXS) confirmaram que quase todos os fosfatos de cálcio foram eliminados ou, pelo menos, desceram abaixo do limite de deteção. Isto significa que o principal método através do qual os adesivos de condicionamento e enxaguamento se fixam à dentina é baseado na difusão, dependendo da hibridação ou infiltração da resina no interior da estrutura de fibrilas de colagénio exposta. Uma vez que os grupos funcionais dos monómeros podem ter apenas uma afinidade mínima para o colagénio "empobrecido em hidroxiapatite", a verdadeira ligação química é bastante improvável.

Gravação total em duas etapas

Um risco associado à gravação completa em duas etapas é a formação de uma camada híbrida fina. Para criar uma camada de resina suficientemente espessa no topo da camada híbrida, bem como para saturar a rede de fibrilas de colagénio exposta, os monómeros devem ser fornecidos em quantidades adequadas. É necessário pensar nesta camada de resina única como um amortecedor flexível e intermédio. Prevê-se que este amortecedor possa ajudar a proteger a junta adesiva de uma falha prematura provocada pelo compósito em contração que curou por cima, à luz da ideia de ligação elástica. Consequentemente, aconselha-se a aplicação de várias camadas quando se utilizam colas de um frasco, de modo a garantir uma película de resina suficientemente espessa no topo da camada híbrida. Uma película de resina consistente que estabilize a camada híbrida pode também ser estabelecida com a ajuda do chamado Nano filler que foi adicionado a um frasco específico de colas (Prime & Bond NT). Após a aplicação do primário, a superfície deve ter um aspeto brilhante sem quaisquer manchas secas, o que é um sinal clínico de que a resina foi suficientemente aplicada.

Primários autocondicionantes

Com base neste conceito, o sistema inicial utilizava agentes de corrosão ácidos em concentrações mais baixas do que os habituais 30-40%. ácido fosfórico. De acordo com algumas investigações, quando aplicados ao esmalte durante 15 segundos, os agentes de corrosão de baixa concentração (tais como 2,5% de ácido nítrico, 10% de ácido cítrico, 10% de ácido fosfórico ou 10% de ácido maleico) são tão eficazes como 30% a 40% de ácido fosfórico. Embora a habitual superfície fosca do esmalte não seja frequentemente visível após a aplicação de ácidos mais fracos, outras investigações demonstraram que esses ácidos de baixa concentração têm menor poder de ligação ao esmalte do que o ácido fosfórico normal de 30% a 40%. Sob um microscópio eletrónico de varrimento, o esmalte gravado durante 15 segundos com ácido maleico a 10% ou ácido fosfórico a 10% não adquire o padrão de gravura típico do esmalte gravado durante 15-30 segundos com ácido fosfórico a 30-40%.

Os primários autocondicionantes (SEPs), um tipo diferente de condições ácidas, foram introduzidos no Japão mais recentemente. A dentina e o esmalte são simultaneamente preparados e condicionados por uma molécula de resina fosfonada presente nestes primários ácidos. Ao contrário dos condicionadores tradicionais, os primários auto-condicionantes não requerem enxaguamento. Os primers autocondicionantes funcionam através do condicionamento ácido e da preparação da dentina e do esmalte em simultâneo, sem enxaguar o substrato, criando um continuum de substrato e integrando um tampão de esfregaço nos tags de resina.

A eliminação dos processos de enxaguamento e secagem não só torna a técnica de colagem mais simples, como também diminui a possibilidade de humedecimento ou secagem excessivos, que podem afetar negativamente a adesão. No entanto, se não for atingida a integridade marginal total, o selamento das margens do esmalte in vivo pode ser comprometido.

baseados na aplicação de monómeros ácidos sem enxaguamento que preparam e condicionam o esmalte e a dentina ao mesmo tempo. O Scotch bond 2 introduziu a ideia dos primários auto-condicionantes no início da década de 1990. Mas como este método só era recomendado para utilização na dentina, era necessário um condicionamento seletivo do esmalte.

As composições de monómeros disponíveis no presente adesivo auto-condicionante permitem o condicionamento e a preparação simultâneos da dentina e do esmalte.

Adesivos auto-condicionantes suaves

Um sistema self-etch suave desmineraliza a dentina apenas a uma profundidade de 1 μm e tem um pH de cerca de 2. Apenas uma parte da superfície desmineraliza, deixando hidroxiapatite residual ainda ligada ao colagénio.

O mecanismo de ligação baseado na hibridização das colas auto-condicionantes "suaves" à dentina é semelhante, com a exceção de que o desenvolvimento de resin tag é menos percetível e apenas são geradas camadas híbridas submicrónicas.

A preservação da hidroxiapatite da camada híbrida submicrónica pode atuar como um recetor para outras ligações químicas. O cálcio da hidroxiapatite residual está quimicamente ligado a monómeros à base de ácido carboxílico 4-META (ácido 4-metacriloxietil trimelítico) e monómeros à base de fosfato, como o fenil p (hidrogenofosfato de 2-metacriloxietilfenilo) e o 10 MDP (di-hidrogenofosfato de 10-metacriloxidecilo).

Por conseguinte, um processo de ligação duplo pode ser benéfico para a durabilidade da restauração. O componente de ligação micro-mecânica em que consiste tem o potencial de resistir a tensões de descolagem "agudas". A interação molecular entre a hidroxiapatite extra-monómero e o colagénio pode produzir ligações que são mais resistentes ao processo de quebra hidrolítica, o que pode prolongar o tempo de selamento das margens da restauração. É necessária uma ação auto-condicionante fraca para:

1. Tratar as camadas de esfregaço que surgem após a preparação da cavidade.

2. Criar um encravamento micromecânico nos pontos de corrosão dos esmaltes.

3. Estabelecer a hibridização na dentina para produzir o interbloqueio micromecânico.

Adesivo forte autoadesivo

Possuem um pH de 1 ou inferior. Por conseguinte, os impactos da desmineralização são bastante profundos quando a acidez é significativa. O padrão de corrosão ácida que resulta no esmalte é semelhante ao que acontece quando o ácido fosfórico é aplicado após a utilização de um método de corrosão e resinas. O colagénio é visível e quase toda a hidroxiapatite foi destruída na dentina. As colas auto-condicionantes fortes têm um mecanismo de ligação baseado na difusão que é comparável ao método de condicionamento ácido e enxaguamento.

Vantagens:

- Reduzir o número de passos no processo de ligação.

- Remover alguns dos componentes sensíveis à técnica de todo o sistema de gravação.

- A colagem húmida não é uma preocupação porque o processo de gravação/enxaguamento é removido.

- O perigo da penetração incompleta da resina do scaffold de fibrilhas de colagénio exposto com resina até à mesma profundidade de desmineralização.

Adesivos autocondicionantes "intermédios fortes" de dois passos

O pH é aproximadamente 1,5. A camada híbrida dentinária tem normalmente uma formação dupla, com uma camada superior totalmente desmineralizada e uma base ligeiramente desmineralizada. Ao utilizar uma técnica de auto-condicionamento "Intermediário forte", a hidroxiapatite está presente na parte mais profunda da camada híbrida, até um máximo de 1 μm, permitindo uma transição mais gradual da camada híbrida para a dentina subjacente que não foi tocada.

Os adesivos autocondicionantes de um passo i-Bond e Xeno III também devem ser classificados como adesivos autocondicionantes de "resistência intermédia" devido à sua acidez.

De acordo com a camada de esfregaço modificada / removida / dissolvida

As colas são mais frequentemente classificadas de acordo com a data em que foram introduzidas na indústria dentária. A falta de uma base científica para a classificação na geração impede que as colas sejam agrupadas de acordo com padrões objectivos. Faria mais sentido classificar as colas de acordo com o número de passos de aplicação clínica que requerem e - mais importante ainda - como interagem com o substrato dentinário. Os sistemas adesivos de dentina actuais empregam três técnicas de adesão que diferem nas suas interacções com a smear layer.

Uma estratégia visa modificar a camada de esfregaço e incorporá-la no processo de colagem:

É possível distinguir entre colas modificadoras da camada de esfregaço de um passo e de dois passos, porque oferecem apenas uma resina adesiva ou uma resina adesiva e um primário em ordem sequencial.

A segunda estratégia remove completamente a camada de smear layer e, simultaneamente, desmineraliza a superfície dentinária subjacente

Dependendo do facto de o primário e o adesivo serem aplicados separadamente ou em combinação, o sistema que utiliza esta técnica pode ainda ser separado em adesivos de remoção de camada de esfregaço de dois e três passos.

A terceira estratégia de adesão é uma combinação destas duas

Esta técnica desmineraliza a superfície dentinária subjacente, embora superficialmente, e dissolve a smear layer em vez de a eliminar. Os adesivos que dissolvem a smear layer num ou dois passos também podem ser incluídos nesta categoria.

Adesivos modificadores da camada de esfregaço

A ideia subjacente aos adesivos dentinários que alteram a smear layer é que esta actua como uma barreira natural à polpa, impedindo a penetração de bactérias e a saída do fluido pulpar, o que poderia reduzir a eficácia da ligação. Prevê-se que a infiltração eficaz do monómero na smear layer e a polimerização in situ desse monómero reforce a ligação da smear layer à superfície dentinária subjacente, criando uma relação micromecânica e possivelmente química. Os primários que são utilizados antes da aplicação de compósitos de resina ou compómeros tratados com poliácido são os mais comuns nesta categoria.

Há relativamente pouca penetração de resina na superfície dentinária durante o contacto desta adesão com a dentina. A interação mínima entre o sistema adesivo e a dentina, sem expor quaisquer fibrilas de colagénio, valida a acidez suave destes primers que alteram a camada de smear layer. Os resíduos de smear layer provocam frequentemente a obstrução dos túbulos dentinários.

Adesivos para remoção da camada de esfregaço

A maioria dos sistemas adesivos disponíveis atualmente utiliza a abordagem de "total-etch" para remover completamente a camada de smear layer. O seu mecanismo principal baseia-se no efeito sinérgico da produção e hibridação de etiquetas de resina. Estes métodos são classificados como adesivos de remoção da camada de borrão em três passos, porque são aplicados em três passos sucessivos. O processo de condicionamento com ácido fosfórico, algo agressivo, deixa uma camada híbrida pouco organizada, mesmo quando aplicado em dentina esclerótica.

Adesivos de dissolução da camada de esfregaço

Os adesivos de dissolução da smear layer, por vezes conhecidos como "adesivos autocondicionantes", também têm um processo de aplicação mais fácil, uma vez que utilizam os chamados primários autocondicionantes, que são primários ligeiramente ácidos. Sem eliminar os resíduos dissolvidos da smear layer ou desconectar os orifícios dos túbulos, estes primários desmineralizam essencialmente a smear layer e a superfície dentinária subjacente.

Os adesivos existentes que dissolvem a camada de esfregaço em duas etapas oferecem primários autocondicionantes que condicionam e preparam a dentina e o esmalte ao mesmo tempo. Reduzir o número de passos de aplicação e saltar a fase de enxaguamento pós-condicionamento simplifica o processo de aplicação clínica. Estes desinfectantes são espalhados apenas pelo ar e não requerem enxaguamento. Uma vantagem adicional é que não há discussão sobre se a dentina deve ser seca após o pós-condicionamento ou se deve ser deixada húmida como num método de colagem húmida. A ideia subjacente a estes sistemas é a utilização de monómeros que podem ser polimerizados in situ para penetrar simultaneamente na dentina até à profundidade da desmineralização, ao mesmo tempo que a desmineralizam superficialmente.

Tabela de gerações de ligação [19]

Geração de ligações	Características	Obrigação resistência à dentina	Exemplos	Componentes
7ª	Componente único Dessensibilização Auto-condicionante Autoaspirante Sem mistura Independente da humidade Adere ao metal Pouca ou nenhuma sensibilidade	18-25MPa	iBOND	1

6ª	Multicomponente Multi-passo Auto-condicionante Autoaspirante Hibridação Sem mistura Pouca sensibilidade	18-23MPa	Prompt-LPop SE Bond Ligação de revestimento II	2-3
5ª	Componente único Colagem húmida Hibridação Sem mistura Pouca sensibilidade	20-24 MPa	Gluma Obrigação de conforto Prime & Bond NT single Bond Excite Um passo Obrigação1	1
4.o	Hidridização Gravura total Pouca sensibilidade	17-25MPa	Todas as obrigações II Pro Bond Scotchbond PM Titularidade Colagem	2-5

			Syntac	
3ª	Sistema de primário e adesivo de 2 componentes Adere ao metal Sensibilidade reduzida	8-15 MPa	Prisma Universal Obrigação Scotchbond II Titularidade Gluma Ligação X-R	2-3
2.o	Adesivos fracos que requerem preparações de retenção Propensos à degradação pela água	2-8 MPa	Bond Lite Ligação escocesa Dentina Adhesit	2
1º	Ligação muito fraca a dentina	2 MPa	Cervidente Cósmico Obrigação	1

SISTEMAS DE COLAGEM DE AMÁLGAMA

Podem ser utilizados sistemas de colagem de amálgama ao esmalte e à dentina, bem como de selagem da estrutura dentária subjacente. Para obter a melhor humidade, são necessárias duas qualidades. O esmalte e a dentina são hidrofílicos; no entanto, a amálgama é bastante hidrofóbica. Por este motivo, deve ser adicionado ao sistema de ligação um agente humidificante que possa molhar tanto as superfícies hidrofílicas como as hidrofóbicas. Podem ser utilizadas técnicas convencionais de ligação à dentina, embora sejam habitualmente utilizadas   soluções exclusivas baseadas no anidrido 4-metiloxietiltrimelítico (4-META). Existem lados hidrofóbicos e hidrofílicos nesta molécula de monómero12.

Quando a amálgama é unida à dentina, as resistências de união por cisalhamento macro são comparativamente modestas (2 a 6 Mpa). A ligação micromecânica na interface amálgama-sistema de ligação é inadequada, apesar da ligação satisfatória à estrutura dentária. A maior parte da descolagem ocorre ao longo desta interface devido à fratura. A ligação micromecânica tem de ser desenvolvida porque não ocorre qualquer ligação química nesta junção. Para o conseguir, o sistema de ligação é colocado em camadas consideravelmente mais espessas. Isto faz com que os componentes fluidos da amálgama pressionem a camada adesiva de ligação não fixada, à medida que esta se condensa contra a camada adesiva de resina, produzindo laminações micromecânicas dos dois materiais. O material de ligação pode ser aplicado várias vezes ou podem ser adicionados agentes espessantes ao material de ligação não fixado para formar películas de agente de ligação mais espessas.

Na maioria dos contextos clínicos, a forma de resistência melhorada e o selamento da dentina são os principais benefícios dos agentes de ligação da amálgama; a forma de retenção não é muito aumentada. Quando as preparações dentárias apresentam retenção e resistência suficientes, não há necessidade de a amálgama aderir à estrutura dentária em ambientes clínicos. Quando ainda existe uma estrutura dentária fraca e a colagem pode aumentar a resistência global do dente restaurado, esta é a principal indicação para a colagem de amálgama.

O único objetivo da colagem é a selagem de preparações de amálgama; os selantes de dentina são uma opção. O Gluma 2, desenvolvido pela Bayer Dental Products, foi a iteração inicial deste tipo de solução e serviu como primário para um sistema de ligação à dentina. Após o lançamento desse produto, foram criados vários outros que são essencialmente monómeros e/ou polímeros de primário dissolvidos em solvente que penetram nas superfícies da preparação antes de secarem ou curarem numa película de polímero.

A atividade desta película é muito semelhante à do verniz, mas gera um revestimento totalmente impermeável e tem propriedades de humidificação muito melhores. A película continua a ser classificada como um selador de dentina, apesar de cobrir tanto a dentina como o esmalte. Os selantes dentinários também são referidos como dessensibilizadores dentinários, uma vez que a mesma substância pode ser aplicada sobre os túbulos dentinários abertos das superfícies radiculares expostas para impedir o fluxo de fluidos e dessensibilizar a dentina. Embora uma vasta gama de outros produtos também sejam referidos como dessensibilizadores da dentina, não são frequentemente utilizados para selar a dentina por baixo de restaurações de amálgama.

Os liners e bases tradicionais não são empregues em sistemas de ligação utilizados por baixo de restaurações isolantes, como o compósito, a menos que a escavação do dente esteja muito próxima da polpa (RDT<0,5 mm). Neste caso, o medicamento pulpar é administrado através de um revestimento convencional de hidróxido de cálcio para estimular a dentina reparadora.

CONSIDERAÇÕES PULPARES DOS MATERIAIS ADESIVOS

- Os agentes de condicionamento isotónicos (agentes de condicionamento) foram propostos como forma de evitar os carregadores de pressão osmótica nos túbulos dentinários.

- Solúvel em água e facilmente removível;

- Compatível com a química dos materiais com os quais entrará em contacto;

- De pH neutro, ou pelo menos entre PH 5,5 e PH 8,0;

- Não tóxico para a dentina, polpa e tecido gengival;

- Capaz de melhorar quimicamente a superfície em preparação para a colagem.

O pH de vários produtos químicos condicionadores de dentina é significativamente inferior a 5,5. Os ácidos podem minar a vitalidade da polpa e, se entrarem em contacto com ela, podem danificá-la. Quando utilizados durante longos períodos de tempo, os agentes condicionadores ácidos fortes têm a capacidade de desintegrar rapidamente a smear layer, o tampão tubular (unidade de smear) e a dentina peritubular (dentina esclerótica).[20]

A quantidade de um ácido que atravessa os túbulos dentinários e reage com a hidroxiapatite e as proteínas no seu interior, a caminho do tecido pulpar, determina a sua concentração. Quando uma substância é relativamente espessa (>1,0 mm), a sua concentração é significativamente baixa no momento em que atinge a superfície pulpar, porque a concentração de soluto de um ácido diminui com a distância. Quando os solutos em difusão atingem a extremidade dos túbulos, há um menor declínio na concentração de soluto à medida que a espessura restante da dentina diminui, resultando numa concentração maior na superfície pulpar. O pH baixo, as concentrações hipertónicas e hipotónicas (osmolalidade anormal) ou as perturbações químicas de reacções metabólicas essenciais podem ter consequências citotóxicas nos tecidos pulpares.

Em comparação com um dente mais velho que, ao longo do tempo, produziu uma quantidade significativa de dentina reparadora e esclerótica para proteger a polpa, um dente virgem mais jovem com túbulos dentinários abertos é mais suscetível aos componentes tóxicos dos materiais dentários e responde com uma resposta inflamatória mais intensa.

(a) Esclerose da dentina, que pode ser causada pelo envelhecimento natural ou por irritação provocada por cáries, atrito, abrasão e erosão; e

(b) A produção de dentina reparadora, que pode ser provocada pelas causas acima mencionadas, bem como por operações de corte e restauração dos dentes.

Para maximizar a adesão dos materiais de restauração à dentina, alguns investigadores aconselham a remoção da smear layer com diferentes ácidos. No entanto, outros acreditam que pode ser deixada no local, mas modificada, porque a sua presença diminui a permeabilidade da dentina.

Uma vez que o ácido fosfórico e o ácido cítrico destruíam a unidade de esfregaço, abriam e alargavam (afunilavam) os túbulos dentinários e intensificavam as respostas pulpares aos materiais adicionados posteriormente, vários autores que os utilizaram como agentes condicionadores consideraram-nos demasiado prejudiciais.

Devem ser tidos em consideração factores técnicos

O seguinte elemento deve ser tido em conta para determinar se uma técnica de gravação é boa ou má. É vital ter em mente que pequenos ajustes nas técnicas e processos podem resultar em variações significativas nos resultados.

- Tipo de ácido, concentração e intervalo de tempo de aplicação.

- Aplicação passiva (imersão) ou ativa (esfregar, esfregar).

- Quer se utilizem gotas ou uma solução para aplicar a gravação.

- Preparações para cáries ou apenas dentina superficial exposta

- Tendo em conta a espessura residual da dentina (RDT)

- Presença ou ausência de dentina esclerótica e reparadora.

- A idade do doente, a espécie do animal experimental e a sua idade

- Reacções pulpares a um tipo de restauração posterior;

- Condensação de amálgama

- Resina composta auto-polimerizável, colocada sob pressão.

- Resina composta curada por luz visível colocada de forma incremental, e

- Resposta pulpar a uma mistura fresca de um material de restauração ou a um disco curado do material em questão colocado numa solução lixiviante para medir a libertação de H+.

Redução do tempo de aplicação dos agentes condicionadores

Em 1977, Brannstrom e Nordenvall sugeriram tempos de condicionamento mais baixos depois de não terem encontrado diferenças discerníveis entre superfícies dentinárias condicionadas durante 15 segundos e dois minutos. De acordo com Brannstrom, o tempo de aplicação de uma substância determinava a quantidade de atividade química que teria. Após cinco a dez segundos de exposição a um ácido suave, a smear layer foi rapidamente removida tanto do esmalte como da dentina, e a dentina apenas necessitou de cinco segundos de H 3Po4 a 37% para sofrer as modificações necessárias. No entanto, se deixada no local durante 30 segundos, a mesma substância química que pode remover a smear layer em cinco segundos pode induzir uma descalcificação significativa; se deixada no local durante 60 segundos, pode resultar em lesão pulpar (Mount, 1990).

Respostas pulpares a agentes de ligação

Por si só, os agentes de ligação não parecem ser perigosos. Os agentes de ligação demonstraram ajudar a diminuir as reacções pulpares antecipadas causadas pela instalação de resinas compostas tóxicas já em 1975.

Além disso, a abordagem de ligação glima ofereceu um efeito bacteriostático a curto prazo (90 dias) e a longo prazo (bactericida).

APLICAÇÕES CLÍNICAS DOS AGENTES DE LIGAÇÃO DENTINÁRIA

- Colagem de materiais de restauração à base de resina diretamente colocados.

- Colagem de restaurações cerâmicas.

- Colagem de restaurações de amálgama.

- Recolocação de fragmentos de dentes fracturados.

- Encerramento da pasta de papel.

- Dessensibilização da dentina cervical sensível ou do cemento.

- Cimentação adesiva de pontes.

- Reparação de restaurações de porcelana e metalo-cerâmica.

Dessensibilização:

A hipersensibilidade dentinária é uma doença clínica prevalente que é difícil de gerir devido a uma resposta inconsistente ao tratamento. A hipersensibilidade dentinária é explicada pela teoria hidrodinâmica.

Quando os dentes são expostos a gradientes osmóticos - como os produzidos por alimentos doces ou salgados -, a flutuações de temperatura ou mesmo a estímulos tácteis, os pacientes podem queixar-se de desconforto. A localização mais frequente é a região cervical do dente. A hipersensibilidade cervical pode resultar de pressões oclusais, abrasão mecânica ou mesmo erosão química.

De acordo com as teorias sobre a transmissão de estímulos de dor pela sensibilidade dentinária, pensa-se que a dor é aumentada quando os túbulos dentinários são expostos à cavidade oral. Verificou-se que a hipersensibilidade dentinária e a patência dos túbulos dentinários in vivo estão relacionadas, e o bloqueio dos túbulos parece diminuir essa sensibilidade. Além disso, foi proposto que o manuseamento incorreto de determinados materiais adesivos - especificamente, os que contêm acetona - pode potencialmente causar sensibilidade pós-operatória.

Dentifrícios, irradiação laser de CO_2 , adesivos dentinários, agentes antimicrobianos, aldeídos, soluções de resina, enxaguamentos com flúor, vernizes com flúor, fosfato de cálcio, nitrato de potássio e oxalatos são apenas alguns dos materiais e métodos que os clínicos têm utilizado para tratar a hipersensibilidade dentinária.

Ao longo dos últimos anos, o tratamento de superfícies radiculares hipersensíveis utilizando adesivos de dentina tem-se tornado cada vez mais comum. Quando um adesivo de dentina é utilizado, a criação de tags de resina e de uma camada híbrida pode causar uma redução da sensibilidade. A eficácia das soluções dessensibilizantes também pode ser explicada pela precipitação de proteínas do fluido dentinário nos túbulos.

Mesmo na ausência de produção regular de etiquetas de resina, os primários do sistema adesivo All-Bond 2 (Bisco) têm um efeito dessensibilizante.

A solução dessensibilizante foi aplicada em preparos de coroa numa investigação clínica que utilizou o primer do sistema adesivo Gluma original, que é uma solução aquosa de 5% de glutaraldeído e 35% de HEMA e é atualmente comercializado como Gluma Desensitizer. O autor chegou à conclusão de que a permeabilidade da dentina foi alterada concomitantemente com um processo de desnaturação proteica que diminuiu a sensibilidade da dentina quando se utilizou o primer Gluma.

Restauração de amálgama adesiva

Na maioria das vezes, os fluidos orais e as bactérias entram na polpa através de orifícios no contacto dentina-resina e causam descoloração marginal, lesões de cárie recorrentes e sensibilidade pós-operatória.

No contacto entre a amálgama e o preparo, ocorre uma fuga marginal interfacial retardada. Após vários meses, os produtos de corrosão da amálgama fecham a interface; no entanto, para ligas de amálgama ricas em cobre, este processo pode demorar mais de seis meses.

As soluções adesivas de dentina têm sido utilizadas sob restaurações de amálgama à base de gálio e mercúrio para evitar a inevitável micro fuga marginal. Em comparação com a utilização de um verniz copal, a utilização de sistemas adesivos sob restaurações de amálgama melhora a integridade marginal da restauração e diminui ou elimina a fuga marginal in vivo e in vitro.

Os adesivos de dentina também reforçam as margens das restaurações de amálgama, reduzindo o risco de desmineralização ácida in vitro e protegendo o ângulo cavo-superficial.

Os sistemas adesivos de dentina, incluindo All-Bond 2 (Bisco), Amalgam bond plus (Parkell), Panavia (Kuraray) e Scotch Bond Multipurpose plus (3M), podem ser utilizados para unir restaurações de amálgama, de acordo com uma série de investigações laboratoriais e clínicas. Embora o processo exato de ligação entre o adesivo e a amálgama seja desconhecido, pode incluir o emaranhamento micromecânico do material adesivo não curado com os parâmetros da mistura de amálgama durante a condensação da amálgama.

O tipo de amálgama utilizado pode realmente afetar este mecanismo de ligação; por exemplo, as ligas de amálgama esféricas têm uma resistência de ligação significativamente mais elevada do que a fase dispersa ou a liga de amálgama misturada.

De acordo com investigações recentes, algumas soluções adesivas atualmente existentes no mercado têm resistências de ligação entre 10 e 14 MPa. Quando se utiliza um sistema adesivo com amálgama, continua a aconselhar-se a utilização de elementos de retenção mecânicos importantes como medida de segurança.

Adicionalmente, algumas investigações apontam para as potenciais vantagens da utilização de liners preenchidos de dupla polimerização aquando da ligação da amálgama à dentina. Além disso, foi demonstrado que a utilização de liners espessos de dupla polimerização ou autopolimerizados reduz a fuga marginal. O revestimento adesivo adicional pode aumentar a retenção das restaurações de amálgama adesiva, permitindo preparações com menor exigência de características de retenção adicionais, como caudas de pomba, ranhuras, orifícios ou mesmo pinos. A utilização de adesivos de dentina sob restaurações de amálgama também aumenta a resistência da estrutura dentária residual à fratura.

Foi efectuada uma avaliação in vitro de três sistemas adesivos de polimerização dupla relativamente à polimerização da resina a partir da superfície externa do dente após a condensação da amálgama na preparação. Foi utilizada a fotopolimerização através das paredes do dente, uma vez que se pensou que alguns adesivos de polimerização dupla poderiam não ser capazes de polimerizar completamente sob a restauração de amálgama.

Nos tratamentos de reparação, são também utilizadas soluções adesivas de dentina para unir amálgama recém-criada a restaurações de amálgama previamente criadas. Este tipo de procedimento tem um prognóstico incerto e talvez sem sucesso. A ausência de retenção micromecânica na superfície "antiga" da restauração de amálgama pode ser a causa da falha interfacial entre o amálgama novo e o amálgama antigo. Para a reparação da amálgama, os sistemas adesivos de dentina não são, portanto, aconselhados.

Restaurações adesivas indirectas

Devido ao facto de aderirem a outros substratos para além da dentina, as actuais soluções adesivas para dentina são designadas por adesivos universais. Os recentes avanços na tecnologia de adesão tornaram possíveis novas indicações para a adesão à estrutura dentária. Estas indicações incluem restaurações indirectas em compósito e cerâmica, tais como coroas, inlays, onlays e facetas.

As restaurações indirectas de dentina com forte adesão são possíveis quando se utiliza cimento de resina e um método adesivo universal.

Para induzir microporosidades retentivas, as restaurações cerâmicas (porcelanas de núcleo aluminoso como a cerâmica de alta resistência In-ceram excluída) têm de ser condicionadas internamente durante um máximo de dois minutos utilizando ácido fluorídrico (HF) a 6% a 10%.

O IC tem de ser cuidadosamente limpo durante pelo menos dois minutos em água corrente. Alguns profissionais médicos procedem a uma limpeza com jato de areia da superfície interior das restaurações, utilizando partículas de óxido de alumínio. A superfície de porcelana gravada é tratada com um agente de acoplamento de silano e deixada a secar ao ar após a remoção do HF e secagem com uma seringa de ar. Uma vez que o agente de acoplamento altera as propriedades da superfície da porcelana gravada, funciona como um primário. Os agentes de acoplamento aumentam a recetividade da superfície aos materiais orgânicos, ao sistema adesivo e ao cimento de resina composta, uma vez que a porcelana condicionada é um substrato inorgânico. A aplicação de silano pode realmente resultar numa ligação 25% mais forte entre a porcelana e o compósito. Fiabilidade: As restaurações indirectas de compósito podem ser coladas a substratos dentários condicionados com um cimento de cimentação de resina e um método adesivo universal. O facto de a contração da polimerização ocorrer fora da boca é uma das principais vantagens das restaurações indirectas em compósito.

Além disso, as restaurações indirectas à base de resina têm um maior grau de conversão de monómeros. No entanto, o potencial de ligação com o sistema adesivo e o cimento de cimentação composto é reduzido devido ao nível mais elevado de conversão de ligações duplas, o que deixa apenas um número limitado de ligações duplas de monómeros na superfície interna da reparação indireta com compósito. O compósito pode ser tratado com activadores de superfície para restaurar a energia da superfície, de modo a ultrapassar esta superfície de ligação inadequada. [Ativador de Vidro Artístico (Heraeus kulzer), Ativador de Compósito (Bisco)]. O jato de areia na superfície de ligação da restauração indireta para revelar uma região interior que possa conter ligações duplas extra é uma opção adicional. Uma vez que o HF amolece alguns materiais compósitos, não deve ser utilizado para tratar compósitos indirectos.

Sistemas de reparação de porcelana e cerâmica

As áreas partidas em restaurações de cerâmica pura ou de porcelana fundida com metal podem ser corrigidas através da silanização do material cerâmico gravado, da aplicação de um agente de ligação, do condicionamento da superfície com ácido fluorídrico (HF) e do preenchimento com compósito do material em falta. Embora não seja uma solução a longo prazo para o problema, esta solução oferece uma solução temporária em vez de substituir totalmente a restauração original. A humidificação dos materiais de ligação dos materiais cerâmicos é diferente da da dentina e pode não ser compatível com todos os sistemas de ligação. O metal deve ser jato de areia e gravado para melhorar a retenção se o substrato a reparar tiver uma liga metálica exposta numa secção de uma restauração de porcelana fundida com metal.

AGENTES DE LIGAÇÃO DA DENTINA PARA O CAPEAMENTO DA POLPA

Os dentes de animais tratados com terapia pulpar vital têm mostrado resultados contraditórios a favor do procedimento direto de capeamento pulpar utilizando o sistema adesivo. As condições clínicas e os resultados dos tratamentos de capeamento pulpar efectuados em polpas humanas sãs expostas mecanicamente são também comparados com o aparente sucesso clínico e radiológico da terapia pulpar e com os resultados do capeamento pulpar vital efectuado em dentes de animais.

O sucesso do capeamento da polpa vital requer que o dente seja assintomático ou apresente poucos sintomas e que a hemorragia esteja controlada. Para conseguir este controlo, lava-se a região com soro fisiológico estéril e seca-se com pontas de papel ou bolinhas de algodão.

A hemostase deve ser alcançada antes de se efetuar todo o procedimento de condicionamento ácido para o capeamento essencial da polpa. Depois disso, a preparação da cavidade é concluída e o local de exposição é coberto com uma pasta de hidróxido de cálcio que não endurece (como a Pulpdent da Pulpdent Corp. of America, Brookline, Massachusetts). Depois de a cavidade ter sido limpa, utiliza-se ácido fosfórico a 32% para condicionar o esmalte e a dentina durante 15 segundos. Depois de a preparação estar completamente limpa do ácido e do hidróxido de cálcio, é suavemente seca. É utilizado um sistema de ligação à dentina para tratar a preparação completa, incluindo o tecido pulpar, a dentina e o esmalte. Uma vez que até à data foi publicada pouca informação sobre os sistemas de ligação de dentina de quinta geração, é aconselhado um sistema de quarta geração com um primário e adesivo separados. Uma fina camada de resina adesiva é pintada sobre o esmalte, dentina e tecido pulpar, após a aplicação de várias camadas do primário hidrofílico, sendo depois fotopolimerizada. Para proteger mecanicamente a perfuração da incursão do material de restauração durante o acondicionamento ou condensação, é colocada adicionalmente uma camada fina de ionómero de vidro modificado por resina sobre e à volta do local de exposição, juntamente com outra camada de resina não preenchida. Além disso, estas camadas são fotopolimerizadas. Depois disso, a restauração é terminada de forma tradicional.

Tampagem da pasta

Akimoto et al. demonstraram que o Clearfil liner bond 2 permitiu a geração de novas células pulpares que se estratificaram, polarizaram (reorientaram) e estabeleceram uma ponte dentinária num estudo realizado em dentes de primatas. A utilização destes materiais para implantação em exposições pulpares pode ser apoiada por estes resultados histológicos. Foi também sugerido que a colocação inadequada do material, a polimerização inadequada e a gestão inadequada da hemorragia poderiam ser a causa dos insucessos da terapia de capeamento pulpar envolvendo métodos adesivos. Quando uma terapia pulpar crítica comparável foi realizada em dentes humanos, os resultados observados em dentes de animais capeados adesivamente não são os mesmos.

Mesmo sessenta dias após a cirurgia de capeamento pulpar, novas pesquisas em dentes humanos mostraram que os materiais aplicados às feridas pulpares após a aplicação de um sistema adesivo retardaram a cicatrização pulpar e impediram o desenvolvimento de pontes de dentina. Células gigantes e macrófagos no local de exposição da polpa revelaram uma reação inflamatória sustentada.

As características das reações pulpares após a aplicação de all bond 2 em tecido pulpar humano condicionado com ácido foram recentemente ilustradas por Gwinnett e Tay. De acordo com os cientistas, os odontoblastos mais próximos do local de preparação da cavidade sofreram um dano irreparável que acabou por causar a morte destas células. Alguns espécimes mostraram sinais de uma reação de corpo estranho em resposta à presença destas partículas, incluindo o aparecimento de células gigantes multinucleares e a presença de um infiltrado mononuclear. A ausência de formação de pontes calcificadas nestes espécimes foi associada à manutenção de uma inflamação crónica não resolvida.

Após o tecido pulpar tratado com Clearfil Liner bond 2 ter sido exposto mecanicamente a polpas humanas, foi observada uma quantidade significativa de macrófagos e células gigantes no tecido. Em 4.30, os materiais que variavam em idade de 90 a 300 dias foram avaliados.

Os resultados histológicos da investigação dentária em humanos nem sempre correspondem às observações clínicas. Durante os ensaios, os pacientes que tinham dispositivos adesivos colocados para tapar as suas polpas não relataram qualquer desconforto. Por outro lado, as respostas inflamatórias graves a curto prazo e as reacções inflamatórias persistentes a longo prazo perto do capeamento pulpar de resina foram reveladas por exame histológico dos dentes. Mesmo após um estudo de longo prazo (360 dias para dentes decíduos e 60-300 dias para dentes permanentes), não foram encontradas lesões periapicais. Estes achados verificaram que a adoção de qualquer nova terapia pulpar não pode ser justificada apenas por dados clínicos e radiológicos.

Não é possível aplicar imediatamente os resultados da investigação in vivo em animais, na qual foram aplicados diferentes sistemas adesivos a polpas mecanicamente expostas, a contextos clínicos em humanos.

A biocompatibilidade dos materiais dentários ou do suporte para procedimentos de capeamento pulpar não é indicada por avaliações clínicas ou radiográficas de dentes tratados com diferentes tratamentos pulpares.

LISTA DE DIRECTRIZES PARA GARANTIR O SUCESSO CLÍNICO

1. Utilizar um isolamento adequado: Embora existam poucas provas da capacidade dos sistemas de ligação hidrofílicos para resistir à contaminação por saliva, continua a ser necessário um isolamento adequado.

2. Colagem ao esmalte; O esmalte circundante tem de ser apagado sempre que uma restauração é colada à dentina. Uma das técnicas mais fiáveis para colar resinas à estrutura dentária é o condicionamento do esmalte.

3. Desbastar a dentina esclerótica: Quando coladas à dentina esclerótica, as restaurações coladas têm a taxa de insucesso mais elevada. Pode ser utilizada uma broca de diamante ou de carboneto para tornar as superfícies ligeiramente rugosas e aumentar o bloqueio micromecânico.

4. Utilizar a retenção mecânica como complemento da retenção:

5. Deixar a dentina húmida após o condicionamento; quase todos os adesivos de dentina utilizados atualmente formam ligações com a dentina húmida. Os sistemas contendo primário de acetona funcionam bem para aderir a superfícies húmidas. A dessecação da dentina é geralmente desaconselhada. Se a dentina seca ou dessecada for examinada para verificar se existe ataque do esmalte. Para reforçar a ligação, é necessário humedecê-la novamente. No entanto, a humidade acumulada não deve ser deixada no dente porque demasiada água pode diluir a substância e diminuir a sua eficácia. O aspeto mencionado é uma superfície brilhante e hidratada.

6. Aplicar e secar corretamente os primários; alguns deles requerem mais demãos ou períodos de aplicação mais longos, por isso, certifique-se de que os aplica em quantidades suficientes. Antes de aplicar o agente de ligação ou o compósito, os solventes também devem ser totalmente removidos com ar comprimido. Foi sugerido que a evaporação incorrecta da acetona pode prejudicar a aderência.

7. Não diluir demasiado a resina de ligação; A fase mais fácil do processo de ligação em três etapas é a aplicação do agente de ligação de resina. A baixa força de ligação resulta da inibição de oxigénio, que pára a polimerização completa se o material for demasiado ou violentamente diluído com ar. É preferível diluir o agente de ligação com um pincel seco em vez de um jato de ar.

8. Utilizar um sistema de restauração flexível; Ao compensar as pressões causadas pela contração da polimerização e pela flexão do dente, os sistemas de restauração flexíveis (compósitos micropreenchidos) ou os "Stress breaking liners" (revestimentos de colagem preenchidos) podem melhorar a qualidade das restaurações coladas.

9. Preencher gradualmente; Diminuir a contração global da polimerização

10.Atraso no acabamento; As margens delicadas podem ser preservadas com um pequeno atraso no acabamento, uma vez que a força de ligação aumenta após 24 horas.

11.Re-ligação das margens; assim, prevê-se que possa existir uma lacuna em alguns locais marginais, no mínimo. Re-etching e selagem dos bordos com uma resina específica de baixa viscosidade.

12.Seguir as instruções; os fornecedores de renome seguem instruções precisas quando aplicam os seus métodos de colagem.

CONCLUSÃO

Os avanços da tecnologia dentária adesiva alteraram fundamentalmente a medicina dentária de restauração. Foram desenvolvidas novas técnicas de tratamento restaurador, preventivo e estético como resultado do processo de colagem do esmalte utilizando a técnica de condicionamento ácido. Ultimamente, os avanços na colagem de dentina/resina elevaram a medicina dentária adesiva a um nível totalmente novo. No entanto, para maximizar o desempenho terapêutico destes materiais, é necessária uma utilização correcta.

Uma nova era na medicina dentária foi inaugurada pelos sistemas adesivos de dentina. Devido à sua capacidade de aderir à estrutura dentária através de mecanismos químicos e micromecânicos, tem uma vasta gama de aplicações em muitas disciplinas. Resultou no tipo mais ideal de requisitos de tratamento, que é a preservação da estrutura dentária - o objetivo final da medicina dentária conservadora. Antigamente, pensava-se que a colagem da dentina era um processo moroso, mas com o advento dos sistemas adesivos de dentina de sexta e sétima geração, o processo é agora necessário apenas num passo. Em última análise, é dever do clínico utilizar os seus atributos excepcionais nas situações certas. No entanto, é necessário efetuar mais investigação clínica para demonstrar a sua eficácia a longo prazo.

BIBLIOGRAFIA

1. **B. Van Meerbeek, M. Vargas, S Inouse, Y Yoshida, M. Peumans, P. Lambrechts. G. Vanherle.** Adesivos e cimentos para promover a dentisteria de preservação. Operative Dentistry Supplement 6, 2001-119-144.

2. **Karl F. Leinfelder.** Adesivos de dentina para o século XXI.   Clínicas dentárias da América do Norte vol 45. Número 1. janeiro de 2001.

3. **F.J.T. Burko, E.C. Combe e W.H. Douglas.** Sistema de ligação à dentina; Dental update 2000; 27:85-93.

4. **B. Van Meerbeek, J. Perdigao, P-Lambrechts, e G. Vanherle;** O desempenho clínico dos adesivos; Journal of dentistry 1998 volume 26,No 1. 1-20.

5. **Nobuo Nakabayashi, David H. Pashley;** Hibridização de tecidos duros dentários.

6. **Kenneth J. Anusavice :** Phillip "s science of dental materials, décima primeira edição 21-40, estrutura da matéria e princípios de adesão.

7. **Gordon J. Christensen.** Factores clínicos que afectam a adesão; Operative dentistry supplement 5,1992.24-31.

8. **B. Van Meerbeek et al.** Factores que afectam a adesão a tecidos mineralizados, Operative dentistry supplement 5, 1992 111-124.

9. **David H Pashley et al:** The effects of dentin permeability on restorative dentistry, DCNA 46; 2002; 211-245.

10. **I. Eystein Ruyter:** The chemistry of adhesive agents; Operative dentistry supplement 5, 1992,32-43.

11. **Manville G Duncansor, Frank J. Miranda, Robert T. Probst.** Agente de ligação de resina à dentina - fundamentação e resultados. Quintessência internacional vol 17, 10, 1986.

12. **Sturdevant C.M, Theodore M. Roberson, Herald O.Heymann, Edward J. Swift;** a arte e a ciência da dentisteria operatória. Conceitos fundamentais de esmalte e adesão dentária 235-268.

13. **John Gwinnett:** Estrutura e composição do esmalte: Suplemento de dentisteria operatória 5,1992. 10-17.

14. **Garyson W. Marshall:** Dentin microstructure and characterization, Quintessence International: 1993(9) 606-617.

15. **Edward J. Swift, Jorge Perdigio, Harold 0. Heymann:** Bonding to enamel and dentin: Uma breve história e o estado da arte, Quintessence International 1995, vol 26. No.2.

16. **Raymond L Bertolotti:** Condicionamento do substrato dentinário. Suplemento de dentisteria operatória 5, 1992.

17. **M.J. Tyas, M.F Burrow.** Materiais de restauração adesivos: uma revisão; Australian Dental Journal 2004: 49 (30:112-121.

18. **Gerarad Kugel, Marco Ferrari:** A ciência da ligação: Da primeira à sexta geração; JADA 2000 vol 131, junho de 2000.

19. **Dr. George Freedman e Dr. Karl Leinfelder;** 7th geração de sistemas adesivos: Famdent practical dentistry handbook 2003 vol 3 abril-junho.

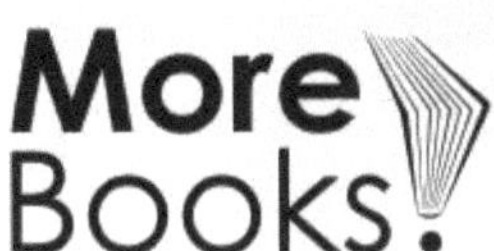

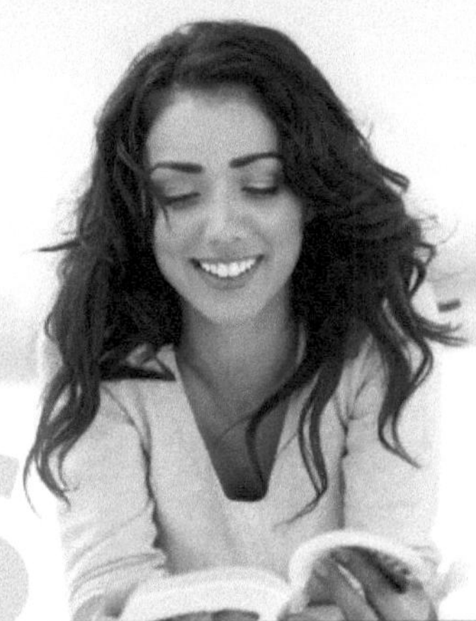

yes
I want morebooks!

Buy your books fast and straightforward online - at one of world's fastest growing online book stores! Environmentally sound due to Print-on-Demand technologies.

Buy your books online at
www.morebooks.shop

Compre os seus livros mais rápido e diretamente na internet, em uma das livrarias on-line com o maior crescimento no mundo! Produção que protege o meio ambiente através das tecnologias de impressão sob demanda.

Compre os seus livros on-line em
www.morebooks.shop

info@omniscriptum.com
www.omniscriptum.com

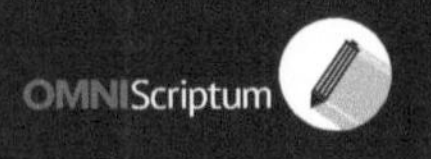

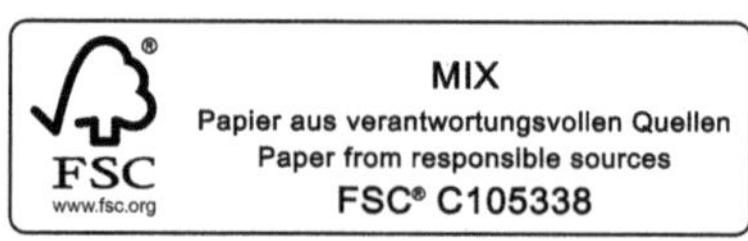

Printed by Books on Demand GmbH, Norderstedt / Germany